Laborwerte im Klartext

Laborwerte im Klartext

Untersuchungsmethoden und Befund verständlich gemacht

Von Dr. med. Wolfgang Braun

humboldt

Gesundheit & Medizin

humboldt-Taschenbuch 789

Der Autor:
Dr. med. Wolfgang Braun ist ein auf Arbeitsmedizin spezialisierter Arzt in einem großen süddeutschen Unternehmen. Seine Tips und Hinweise gehen aus einer täglichen Praxis als Betriebsarzt hervor.

Umwelthinweis: gedruckt auf chlorfrei gebleichtem Papier

Hinweis für den Leser:
Alle Angaben in diesem Buch – insbesondere Mengenangaben, Dosierungen, Applikationen oder Therapieempfehlungen – wurden sorgfältig geprüft und entsprechen dem aktuellen Stand von Wissenschaft und Forschung. Dennoch kann für diese Angaben vom Verlag keine Gewähr übernommen werden.

• Für die tatkräftige Mitarbeit danken wir Frau Renate Mansfield.

Zeichnungen: Eva Gleifenstein
Abbildungen: siehe Bildnachweis, Seite 124

Umschlaggestaltung: Wolf Brannasky, München
Umschlagfotos (Vorder- und Rückseite): Fotostudio Peter Bornemann, München

Druck: Presse-Druck Augsburg
Printed in Germany
ISBN 3-581-66789-4

1 2 3 * 95

Inhalt

Vorwort 9

Einführung 10

Medizin und Technik 10
Was besagt der einzelne Wert? 11
Hausarzt oder Gerätemedizin? 11
Normalwerte – was ist eigentlich normal? 12
Das Blut – ein ganz besonderer Saft 12

Die Laboruntersuchungen 15

Das Blutbild 15
Das rote Blutbild 15
  Die Blutarmut 17
Das weiße Blutbild 17
  Veränderungen der Leukozytenzahl 18
  Erhöhung der Leukozyten 19
Das Differentialblutbild 20
Das Bluteiweiß 20
Die Blutgerinnung 22
  Störungen der Blutgerinnung 23
Die Blutsenkung 25
Die Blutgruppen 26
  Das AB0-System 26
  Das Rhesussystem 27
Der Krebs – Terrorist Nr. 1 28
  Eine kleine Statistik 29
  Die Ursachen kurzgefaßt 30
Krebs und Diagnostik 31
  Die Warnzeichen des Krebses 32
  Krebs und Labor 32

Tumormarker 33
Was Sie gegen Krebs tun können 34
Der gynäkologische Befund (Papanicolaou I–V) 35
Herzkrankheiten – Todesursache Nr. 1 37
Das Wichtigste zum Herzinfarkt 38
Die Diagnostik des Herzinfarkts 40
Labor und EKG 41
Die Leber und ihre Laborwerte 43
Normalwerte der Leber 44
Leberkrankheiten und Laborwerte 45
Die Leberentzündung (Hepatitis) 46
Alkohol und Leberwerte 47
Der Blutalkoholtest 49
Die Blutfettwerte – so werden sie verständlich 50
Cholesterin – die totale Verunsicherung 50
Triglyceride – ein weiteres Blutfett 52
Essen mit Vernunft 53
Nierenwerte und Labor – trinken Sie genug? 53
Die Harnsäure – verantwortlich für Gicht 55
Was tun bei hohen Harnsäurewerten (Hyperurikämie)? 56
Bauchspeicheldrüse und Labor 56
Der Blutzucker – nicht immer nur süß! 57
Diabetes vom Typ I und Typ II 59
Aids – die tödliche Gefahr 59
Aids und Labor 60
Geschlechtskrankheiten – Syphilis und Tripper 61
Der Tripper 61
Pilzerkrankungen – stark im Kommen! 62
Wer ist besonders betroffen, und wie kann man Pilzinfektionen erkennen? 62
Schilddrüse und Labor 63
Über- und Unterfunktion der Schilddrüse 64
Rheuma und Labor 65
Arthritis, Arthrose und rheumatisches Fieber 65
Die Urinuntersuchung – eine aussagekräftige Methode 67
Zucker und Eiweiß im Urin 68
Stuhluntersuchung auf Blut 70
Die Farbe entscheidet 70

Schwanger oder nicht – ein Stäbchen gibt Auskunft 71
Mineralien – Stoffe, aus denen »Power« kommt 72
Kalium 73
Natrium 73
Magnesium 74
Kalzium 74
Osteoporose und Wechseljahre 75
Die Spurenelemente – viel Lärm um nichts? 77
Vitamine – Bausteine des Lebens 78

Die technischen Untersuchungsverfahren 79

Alles über den Blutdruck 79
Niedrig – normal – hoch? 79
Was zum Hochdruck führt 81
Die gefährlichen Folgen 81
Was tun bei hohem Blutdruck? 82
Die Herzstromkurve – das EKG 82
Das Belastungs-EKG 84
Das Langzeit-EKG 85
Die Ultraschall-Untersuchung (Sonographie) 85
Eine vielseitige Methode 86
Die Computertomographie (CT) 86
Die Kernspintomographie (NMR-Tomographie) 88
Die Koronarangiographie 89
Der Blick ins Körperinnere 90
Die endoskopischen Verfahren (Spiegelungen) 90
Die Gastroskopie 91
Die Spiegelung des Dickdarms 92
Die Gelenkspiegelung (Arthroskopie) 94
Die Röntgenuntersuchung 95
Röntgenaufnahme des Brustkorbs 95
Röntgenuntersuchung des Magens und
des Zwölffingerdarms 97
Röntgenkontrastaufnahme des Dickdarms 97
Röntgenuntersuchung der Gallenblase 97
Röntgenaufnahme der Wirbelsäule 97
Die Mammographie 98

Thermographie – was ist das? 98
Die Kardiotokographie oder Was vom Kind im Mutterleib zu hören ist 99
Die Entnahme einer Gewebeprobe (Biopsie) 99
Die Organdarstellung mittels radioaktiver Substanzen (Szintigramme) 100
Die Gefäßdarstellung (Angiographie) 101

Meßgeräte für den Gebrauch zu Hause 102

Elektronische Blutdruckmeßgeräte 102
Selbstkontrolle der Lungenfunktion 103
Elektronische Blutzuckermeßgeräte 104
Cholesterinmeßgeräte 105
Der »Babycomputer« 105
Meßgeräte für Sportler 105

Allgemeine Fragen 108

Was bringt die Vorsorgeuntersuchung? 108
Was passiert bei der Einstellungsuntersuchung? 110
Kann der Werksarzt die Anstellung gefährden? 110
Ein wenig Patientenrecht 111
Wem darf der Arzt Befunde mitteilen? 111

Anhang 112

Abkürzungen 112
Alle Laborwerte auf einen Blick 113
Lexikon medizinischer Fachausdrücke 116
Bildnachweis 124
Register 125

Vorwort

Das wird vielen von Ihnen vertraut sein: Sie gehen zum Arzt, werden mit einer Ihnen nicht erklärbaren Methode untersucht und bekommen entweder bald nach der Untersuchung oder beim nächsten Besuch in einem knapp angelegten Gespräch – manchmal sogar zwischen Tür und Angel oder am Empfang – Ihre »Laborwerte« mitgeteilt, aus denen Sie in den seltensten Fällen schlau werden. Manche Ärzte erklären zwar die Zusammenhänge, aber das tun sie in ihrer Sprache, und die Patienten können meist mehr schlecht als recht folgen. Oder wissen Sie in jedem Fall, was leicht veränderte Blutwerte bedeuten oder Eiweiß im Urin? Wie steht es denn mit den Normalwerten? Was ist im Einzelfall normal, was bedeutet eine Erhöhung oder ein Abfallen der Werte? Was heißt es, wenn der behandelnde Arzt zu einer computertomographischen Untersuchung rät oder eine zytoskopische oder laparaskopische Untersuchung empfiehlt?

In diesem medizinischen Ratgeber werden alle wichtigen Laborbefunde knapp und verständlich interpretiert und kurze Tips gegeben, was zu tun ist, um Normalwerte zu erreichen oder zu erhalten. Auch finden die gängigsten der heute üblichen, zum Teil hochtechnisierten Untersuchungsmethoden kurze und verständliche Darstellung, und es wird erläutert, welche Ergebnisse oder auch welche Risiken zu erwarten sind. Hinweise zum Patientenrecht in bezug auf Untersuchungsergebnisse und Befunde finden Sie im letzten Teil des Ratgebers.

Zweck des Buches ist es, den Patienten zu befähigen, seine Untersuchungsergebnisse zu verstehen, zu hinterfragen und als kritischer sowie informierter Gesprächspartner beim Arzt aufzutreten.

Dr. med. Wolfgang Braun

Einführung

Medizin und Technik

Unser gesamtes Leben wird immer mehr von der Technik bestimmt, der wir zunehmend hilfloser ausgeliefert sind. Wer weiß heute noch, was im technischen Innenleben eines Radios oder Fernsehapparates abläuft, oder wer kann selbst als fortgeschrittener Laie heute noch sein Auto reparieren? Dieselbe Entwicklung läuft seit Jahrzehnten in der Medizin ab. Praktisch kein Arzt kennt mehr die über eintausend heute zur Verfügung stehenden Laboruntersuchungen. Ein Spezialarzt, der Facharzt für Laboratoriumsmedizin, der neben dem Medizin- oft auch noch ein Chemiestudium absolviert hat, steht dafür zur Verfügung. Andererseits reichen etwa zwei Dutzend Laborwerte sowie eine gute Handvoll technischer Untersuchungsverfahren aus, um so gut wie jede Krankheit feststellen zu können. Mit diesem »Kern« von Untersuchungsverfahren und Laborwerten werden Sie praktisch bei jedem Arztbesuch konfrontiert. Und mit diesen Laborwerten und Untersuchungsverfahren will ich Sie vertraut machen und darstellen, was sie bedeuten. Zugleich werden Tips gegeben, wie man krankhafte Laborwerte wieder »in Ordnung« bringen kann. Wenn Sie dieses Buch gelesen haben, werden Sie über einen recht guten Kenntnisstand in Sachen gängiger Untersuchungsverfahren in der Medizin verfügen. Damit sind Sie in der Lage, Ihre Untersuchungsergebnisse zu verstehen und mit dem Arzt zu diskutieren.

Was besagt der einzelne Wert?

Eine vernünftige Untersuchung durch den Arzt sollte immer mit einem Gespräch über Ihr soziales Umfeld, die Arbeit, Familie und Ihre Lebensgewohnheiten beginnen. Daran anschließen sollte sich eine eingehende körperliche Untersuchung. Mit den Erkenntnissen aus dem Gespräch sowie seinen Sinnen ist ein guter Arzt in der Lage, über 90 Prozent aller Krankheiten sofort zu diagnostizieren! Diese Tatsache wurde uns als jungen Medizinstudenten in den ersten Stunden unserer praktischen Ausbildung beigebracht. Mit den in diesem Buch beschriebenen Untersuchungen und Laborwerten kann der Arzt über 99 Prozent aller Krankheiten aufklären. Die über tausend weiteren Laborwerte sind ausschließlich dazu geeignet, äußerst seltene Krankheiten zu diagnostizieren.
Als Fazit aus obigem ist leicht verständlich, daß ein einziger Laborwert so gut wie gar nichts besagt. Ein einzelnes Untersuchungsergebnis stellt wie der Stein in einem Mosaik nur einen winzigen Teil der ganzheitlichen Betrachtung des Menschen dar.

Hausarzt oder Gerätemedizin?

Die beste Versorgung gab es sicherlich beim Hausarzt alter Prägung. Er kannte die Familie bestens von zahlreichen Hausbesuchen und begleitete sie von den Kindern bis zu den Alten. Er kannte das soziale Umfeld, Veränderungen fielen ihm sofort auf, und so konnte er auch Untersuchungsbefunde richtig einordnen. Heute tendiert die Medizin zum Spezialisten, der den Patienten gar nicht persönlich kennt und ihn nur kurz sieht. Seine Praxis strotzt vor teuren, hochtechnisierten Apparaten. Der Patient ist an dieser Entwicklung selbst mit schuld, da für viele gilt, daß ein guter Arzt nur sein kann, wer viele moderne Geräte besitzt.
Gerade das Gegenteil ist meist der Fall. Seien Sie äußerst skeptisch, wenn die Hausarztpraxis zu sehr technisch überladen ist. Komplizierte Untersuchungsverfahren wie Röntgen, Sonographie und so weiter gehören in die Hand von Spezialisten, die täglich damit umgehen und somit auch große Erfahrung besitzen!

Normalwerte – was ist eigentlich normal?

Damit der Arzt Befunde beurteilen kann, benötigt er »Normalwerte«. Das sind Werte, die bei 95 Prozent der gesunden Bevölkerung vorkommen. Bei den restlichen 5 Prozent kommen zwar abweichende Werte vor, die aber keine krankhafte Bedeutung haben. Außerdem handelt es sich bei Normalwerten nie um einen exakten Wert – sie schwanken beim Menschen viel mehr in einer ziemlich großen Bandbreite. Auch das Geschlecht, Alter, ja sogar die Tageszeit können die »Normalwerte« beeinflussen. Manchmal wird ein »Normalwert« sogar zu einem Politikum – wie zum Beispiel der Cholesterinwert. Je nachdem, in wessen Auftrag dafür die wissenschatliche Arbeit erstellt wird – der Agrarindustrie, der Butter- oder Margarineindustrie oder der Pharmaindustrie –, schwankt der »Normalwert« zwischen 200 und etwa 270 Milligramm pro Deziliter. Hier ist also beim Patienten der eigene gesunde Menschenverstand gefordert. Dazu wird Ihnen das vorliegende Buch sicherlich recht nützlich sein.

Das Blut – ein ganz besonderer Saft

Die circa 5 bis 6 Liter Blut, die in unseren Adern fließen, bestehen in der Hauptsache aus drei Komponenten: den roten und weißen Blutkörperchen sowie den Gerinnungsfaktoren. Gebildet wird das Blut im Knochenmark der großen Röhrenknochen, zum Teil auch in den Lymphknoten sowie in der Milz. Die roten Blutkörperchen (Erythrozyten) leben nur hundert Tage, die anderen Blutbestandteile zum Teil wesentlich kürzer. Somit muß das gesamte Blut in kurzer Zeit laufend erneuert werden, was bedeutet, daß sich dieses System an äußere Bedingungen wie Verletzungen, Blutverlust und so weiter sehr rasch anpassen kann.
Wie in einem Straßensystem, so werden über unsere Blutgefäße die lebensnotwendigen Nährstoffe sowie der Sauerstoff zu den Organen und von dort die Abfallstoffe zurück zu den entsprechenden Ausscheidungsorganen transportiert. Ein ungeheuer fein- und weitverzweigtes Transportsystem von mehr als 100 000 Kilometer Länge steht dafür zur Verfügung. Beginnend

mit der Hauptschlagader Aorta, die direkt aus der linken Herzkammer entspringt und etwa 3 Zentimeter dick ist, verzweigen sich die Blutgefäße immer mehr und werden dabei dünner, bis sie als haarfeine Kapillaren in dichter Netzstruktur die Muskulatur sowie die Zielorgane durchsetzen. In diesen haardünnen Gefäßen findet auch der Gas- und Nährstoffaustausch zwischen Blut und Muskel beziehungsweise Organ statt. Das mit Abfallprodukten des Stoffwechsels sowie Kohlendioxyd beladene Blut wird nun über die Venen zum Herzen zurücktransportiert. Über die Ausscheidungsorgane Nieren und Lungen werden diese Abfallprodukte ausgeschieden. Jetzt kann das Blut in den Lungen wieder mit Sauerstoff aufgeladen werden, der Kreislauf beginnt von neuem.

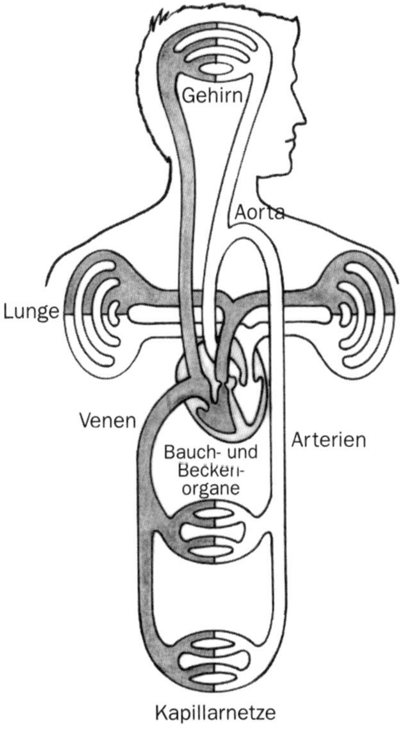

Wenn man die Blutkörperchen abzentrifugiert, bleibt eine klare Lösung zurück, die zu 90 Prozent aus Wasser besteht – das Blutplasma. Darin enthalten sind Tausende von lebensnotwendigen Stoffen, Zucker, Gerinnungsfaktoren, Eiweiß, Vitamine und Mineralien. Auch die körpereigenen Botenstoffe, die Hormone, werden von den Drüsen über den Blutweg zu den Zielorganen transportiert. Alle Abfallprodukte des Stoffwechsels, die über die Leber abgebaut und über die Nieren ausgeschieden werden, sind darin enthalten. Vergleicht man den Körper mit einer

Stadt, so ist das Blut Stromlieferant, Müllabfuhr, Briefträger und Polizei in einem.
Somit wird leicht verständlich, daß man durch eine Blutuntersuchung ganz gut Schlüsse auf die einzelnen Organe ziehen kann. Für eine umfassende Blutanalyse genügen 10–20 Kubikzentimeter Blut, das meist aus einer Vene in der Ellenbogenbeuge abgenommen wird. Für Einzeluntersuchungen, wie zum Beispiel Blutzucker, genügt ein kleiner Tropfen Blut, der durch einen Stich mit einer Lanzette in die Fingerkuppe gewonnen wird.
Werden nun aus dem Blutplasma auch noch die Gerinnungsfaktoren entfernt, so bleibt eine nicht mehr gerinnbare, wäßrige Lösung zurück – das Blutserum.

Die Laboruntersuchungen

Das Blutbild

Der Arzt möchte Ihr Blutbild bestimmen. Was heißt das? Bei einem Blutbild wird aus einer geringen Menge Blut die Anzahl der roten Blutkörperchen (Erythrozyten), der weißen Blutkörperchen (Leukozyten), des roten Blutfarbstoffes (Hämoglobin) sowie der Blutblättchen für die Gerinnung (Thrombozyten) bestimmt. Daraus lassen sich eine Reihe weiterer Blutwerte berechnen. Diese festen Bestandteile machen circa 45 Prozent des Blutvolumens aus.
Früher mußten die einzelnen Blutkörperchen mühsam unter dem Mikroskop ausgezählt werden. Heute gibt es vollautomatische Zählgeräte, Auswertung und Ausdruck macht der Computer.

Das rote Blutbild

Dabei wird vor allem die Zahl der roten Blutkörperchen (Erythrozyten) in Millionen pro Mikroliter sowie die Menge des darin befindlichen roten Blutfarbstoffes (Hämoglobin = Hb in Gramm pro Deziliter) bestimmt. Gemessen wird immer auch der sogenannte Hämotokrit-Wert, das ist der Anteil aller Blutzellen (Erythrozyten, Leukozyten, Thrombozyten) im Gesamtblut. Dieser Wert wird in Prozent angegeben.

Normalwert:

Erythrozyten:	4–6,5 Millionen pro Mikroliter
Hämoglobin:	12–18 Gramm/Deziliter
Hämatokrit:	36–54 Prozent

Da obige Werte bei Frauen etwas niedriger liegen, tendieren sie mehr zu dem unteren Grenzwert, während sie bei Männern nahe dem oberen Grenzwert liegen! Der Mann hat durchschnittlich circa 5 Millionen rote Blutkörperchen, die Frau circa 4,5 Millionen im Mikroliter Blut.

Die roten Blutkörperchen (Erythrozyten) haben die Aufgabe, den Sauerstoff von der Lunge zu den Organen zu transportieren und von dort das Kohlendioxyd zur Lunge zu befördern, wo es abgeatmet wird. Eine natürliche Erhöhung der Anzahl von roten Blutkörperchen findet bei jedem Menschen statt, wenn er sich einige Zeit im Hochgebirge aufhält. Da im Hochgebirge die Luft weniger Sauerstoff enthält, muß der Körper durch eine Erhöhung der roten Blutkörperchenanzahl, was ja einer vermehrten Sauerstoffaufnahme-Kapazität entspricht, diesen Mangel wieder ausgleichen. Hochleistungssportler nutzen dies indem sie vor wichtigen Wettkämpfen einige Zeit im Hochgebirge trainieren. Beim Wettkampf sind sie dann durch die im Hochgebirge zusätzlich gebildeten roten Blutkörperchen wesentlich leistungsfähiger.

Bei einer Erhöhung der Anzahl von roten Blutkörperchen sowie des Hämoglobins spricht man von Vollblütigkeit (Polyglobulie). Während sie bei Hochgebirgsbewohnern normal ist, tritt sie auch bei verschiedenen chronischen Herz- und Lungenkrankheiten

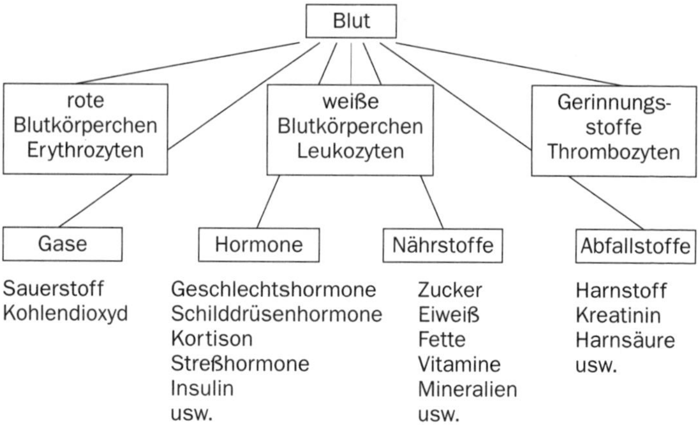

auf, bei denen die Sauerstoffversorgung des Körpers eingeschränkt ist. Sind die Werte erniedrigt, so spricht man von Blutarmut (Anämie). Diese kann die unterschiedlichsten Ursachen haben. Ist eine stark blutende Wunde oder ein blutendes Magengeschwür vorhanden, ist leicht einsehbar, daß bald eine Anämie entsteht.

Die Blutarmut

Die natürlichste regelmäßige Blutung stellt die Monatsblutung der Frau dar. Da die Frau dabei jeden Monat bis zu 50 Milliliter Blut verliert – das ist ein kleines Glas voll –, ist es auch nicht verwunderlich, daß Blutarmut bei Frauen häufiger auftritt.
Häufigste Ursache für Blutarmut ist jedoch ein zu geringes Angebot an Aufbaustoffen. Zur Bildung des roten Blutfarbstoffes wird vor allem Eisen, Vitamin B12 sowie Folsäure benötigt. Werden diese Stoffe zu wenig in der Nahrung angeboten oder durch eine Magen-Darmerkrankung nicht richtig aufgenommen, entsteht sehr rasch eine Anämie. Frisches Obst, Gemüse, Salate sowie Fleisch in geringen Maßen sind Lieferanten für die Aufbaustoffe.
Es ist immer wieder erstaunlich, wie sich der menschliche Organismus Mangelsituationen anpaßt. So können Menschen mit langjähriger chronischer Anämie bei eingeschränkter Leistungsfähigkeit noch recht gut existieren, auch wenn die Werte des Blutes auf die Hälfte der Normalwerte oder weniger abgesunken sind.
Mit Blutübertragungen (Transfusion) ist man inzwischen sehr zurückhaltend, da die Übertragung von Aids, Hepatitis und so weiter nicht mit letzter Sicherheit ausgeschlossen werden kann.
Es gibt noch eine Reihe weiterer Werte für das rote Blutbild, die aus dem Volumen der Erythrozyten sowie deren Hämoglobingehalt errechnet werden können. Diese Werte sind nur für spezielle Fragestellungen interessant.

Das weiße Blutbild

Die weißen Blutkörperchen (Leukozyten) stellen die »Armee« des Blutes dar. Wo immer Fremdlinge in Form von Bakterien oder Viren in unseren Organismus eintreten, werden sie sofort gestellt und vernichtet. Da wir ständig von Milliarden fremder Keime

umgeben sind, könnten wir ohne die Schutzfunktion der Leukozyten keinen Tag überleben! Die Hauptfraktionen stellen Granulozyten, Monozyten und Lymphozyten dar, es gibt jedoch noch eine Menge Untertypen.
Dringt nun ein Fremdkörper in den menschlichen Organismus ein, wird sofort das Abwehrsystem des Körpers alarmiert. In Windeseile stürzen sich Killerzellen (Granulozyten) auf den Eindringling und nehmen den Kampf auf. Hat der Körper schon einmal Kontakt mit einem Eindringling gleicher Art gehabt, so »erinnert« er sich und setzt ganz gezielt Zellen ein, die nur dieses Bakterium oder Virus abtöten. Dieses Erinnerungsvermögen macht man sich übrigens bei Impfungen zunutze. Ist der Eindringling abgetötet, so wird er durch Freßzellen (zum Beispiel Makrophagen) verdaut und abtransportiert. Wir erkennen das am Eiter in einer infizierten Wunde, was nichts anderes ist als weiße Blutkörperchen, die ihre Aufgabe erfüllt haben. In einem millionstel Liter Blut der Frau und des Mannes befinden sich also normalerweise zwischen 4000 und 10 000 weiße Blutkörperchen.

Normalwert:
Leukozyten: 4000–10 000 pro Mikroliter

Veränderungen der Leukozytenzahl

Erniedrigte Leukozytenzahlen findet man bei einigen Virusinfektionen, beim Typhus sowie manchmal bei der tropischen Malariaerkrankung. Nebenwirkung jeder medikamentösen Krebstherapie (Zytostatika) ist die Unterdrückung der Neubildung von weißen Blutkörperchen, was bei dem Patienten immer mit einer erhöhten Infektanfälligkeit einhergeht und oft zum Abbruch der Behandlung zwingt. Aber auch hohe Röntgendosen sowie der Kontakt mit radioaktiven Strahlenquellen schädigen das blutbildende Knochenmark und führen zu einer Verminderung der Leukozyten. So starben die Feuerwehrleute, die bei der Tschernobyl-Reaktorkatastrophe große radioaktive Strahlendosen abbekommen hatten, hauptsächlich an schwersten Infektionen, die

wegen der vernichteten Körperabwehr nicht mehr beherrscht werden konnten.
Umgekehrt macht man sich die knochenmarktötende Eigenschaft der radioaktiven Strahlung bei der Behandlung gewisser Knochenmarkkrebse zunutze. Dabei wird das erkrankte Knochenmark des Patienten durch eine sehr hohe Strahlung vernichtet und durch das gesunde Knochenmark eines geeigneten Spenders ersetzt. Während der wochenlangen Behandlung muß der Patient in sogenannten »Life islands« (»Lebensinseln« = sterile Isolierzelte oder Einzelräume) wie unter Weltraumbedingungen total abgeschottet werden, da jeder Keim der Außenwelt für den schutzlosen Organismus den sicheren Tod bedeuten würde. Diese Behandlungsart (Knochenmarkstransplantation) gehört zu den kostenintensivsten und aufwendigsten der gesamten Medizin.

Erhöhung der Leukozyten

Von der natürlichsten Ursache, der Schwangerschaft, bis hin zu lebensgefährlichen Krankheiten wie zum Beispiel Blutkrebs (Leukämie) reichen die Ursachen für eine Vermehrung der weißen Blutkörperchen (Leukozytose). Weitere Ursachen sind alle Arten von Entzündungen, Pilz- und parasitäre Erkrankungen – sogar Streß und starke Belastungen können zu einem Anstieg der Leukozyten auf 15 000–20 000 pro Mikroliter führen.
Die folgenschwerste Ursache ist jedoch sicher die Leukämie. Sie kann in den unterschiedlichsten Erscheinungsformen auftreten. Die beiden wichtigsten Arten sind die akute und die chronische Leukämie. Akute Formen treten häufig bei Kindern auf, sie können unbehandelt innerhalb von Monaten tödlich verlaufen. Gott sei Dank gibt es heute hochwirksame Krebsmedikamente (Zytostatika), mit deren Hilfe man die Erkrankung zu 100 Prozent ausheilen kann.
Die chronische Leukämie tritt hauptsächlich im Erwachsenenalter auf. Die Behandlung ist sehr schwierig und unbefriedigend. Manche Formen verlaufen aber so langsam, daß auch ohne Behandlung Überlebenszeiten von 10 bis 15 Jahren möglich sind.
Bei der Leukämie können die weißen Blutkörperchen auf Werte über 500 000 pro Mikroliter ansteigen.

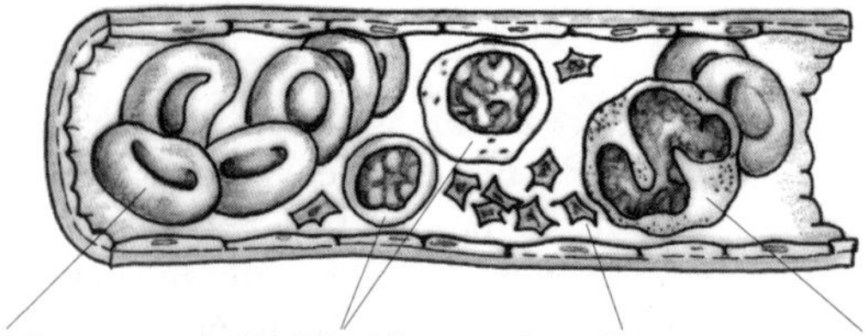

rote Blutkörperchen (Erythrozyten) | weiße Blutkörperchen (kleiner und großer Lymphozyt) | Blutplättchen (Thrombozyten) | Freßzelle aus dem Abwehrsystem (Monozyt)

Das Differentialblutbild

Dabei werden unter dem Mikroskop die weißen Blutkörperchen in ihre Unterfraktionen aufgeschlüsselt. Das ist zeitaufwendig und erfordert große Routine. Automatische Zählsysteme leisten immer noch weniger als das Auge einer geschulten medizinisch-technischen Assistentin (MTA). Man erlangt damit zusätzliche Aufschlüsse über die Art von Infektionen, Allergien sowie Parasitenbefall. So ist bei allergischen Erkrankungen (zum Beispiel Asthma) die Zahl der eosinophilen Granulozyten erhöht.

Normalwert:

Granulozyten:

neutrophile:	55–70 Prozent
stabkernige:	3– 5 Prozent
eosinophile:	2– 4 Prozent
basophile:	0– 1 Prozent
Lymphozyten:	25–40 Prozent
Monozyten:	2– 6 Prozent

Das Bluteiweiß

In unserem Blut zirkuliert eine große Anzahl verschiedener Eiweißkörper. Sie stammen hauptsächlich aus der Leber und dem Immunsystem. Ihre Aufgaben sind mannigfaltig. Viele dienen als Transportvehikel, andere als Abwehrkörper, in ihrer Gesamtheit halten sie den Flüssigkeitshaushalt des Körpers im Lot.

Normalwert:
Gesamteiweiß: 6,0–8,4 Gramm/Deziliter

Die einzelnen Eiweißfraktionen kann man nun relativ einfach aufspalten. Dies geschieht mit der Elektrophorese:
Infolge unterschiedlicher Ladung und Teilchengröße wandern die verschiedenen Eiweißfraktionen in einem Trennmedium, an das ein Gleichstrom angelegt wird, unterschiedlich schnell.
Aus der Form der Verteilungskurve zieht man Schlüsse auf Erkrankungen, bei denen bestimmte Eiweißfraktionen erhöht oder erniedrigt sein können.
Erniedrigte Eiweißwerte findet man oft bei schweren Leber- und Nierenkrankheiten, selten auch bei langanhaltenden Hungerkuren. Äußere Anzeichen sind dann Ödeme, also Wasseransammlungen im Gewebe, deutlich sichtbar als Schwellung um die Augenlider. Auf dieselbe Weise entstehen die »Hungerbäuche«, die man oft bei Kindern der Dritten Welt sieht. Durch die Mangelernährung entsteht ein Bluteiweißmangel, Wasser tritt nun aus dem Gefäßsystem in den Bauchraum und erzeugt den prall gefüllten Leib.

Elektrophorese: Auftrennung von unterschiedlichen Eiweißfraktionen. Die hohe Zacke entspricht den Albuminen, die weiteren Zacken Alpha-, Beta- und Gamma-Globulinen. Menschliche Gammaglobuline werden häufig Fernreisenden gespritzt, die sich mit diesen Abwehrstoffen vor einer Leberentzündung (Hepatitis A) schützen wollen.

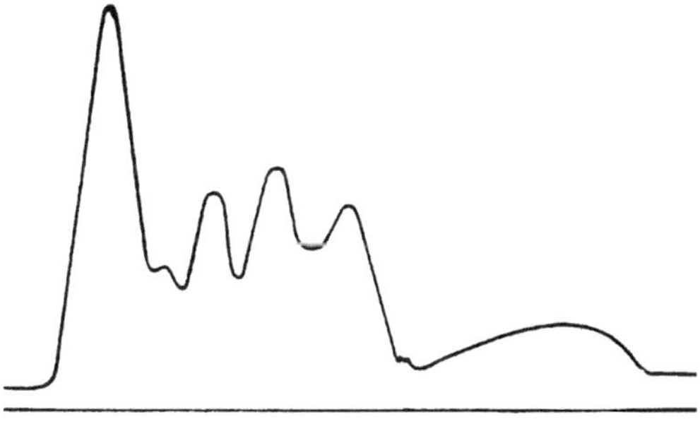

Die Blutgerinnung

Die schwierigsten und unbeliebtesten Prüfungsfragen beim medizinischen Staatsexamen stammen zweifelsohne aus dem Kapitel Blutgerinnung. Sie verläuft über so viele Stufen, daß es für einen Mediziner immer wieder erstaunlich ist, daß dieses hochkomplizierte System bei den meisten Menschen doch so reibungslos funktioniert. Zentraler Bestandteil sind die Blutplättchen, Thrombozyten genannt.

Normalwert:
140 000–340 000 Thrombozyten pro Mikroliter

Mit das erste, was ein kleines Kind aus eigener Erfahrung lernt, ist, daß es blutet, wenn es sich das Knie aufschlägt oder in den Finger schneidet. Wenn der Organismus nicht mit einem genialen Gerinnungssystem ausgestattet wäre, würde man bei jeder kleinsten Wunde verbluten, keiner von uns hätte das Kindesalter überlebt.

Sofort nach einer Verletzung eilen die im Blutkreislauf zirkulierenden Blutplättchen zur Verletzungsstelle und bilden einen Pfropf, der die Wunde notdürftig verschließt. Gleichzeitig senden die Blutplättchen sowie die verletzte Gefäßwand Botenstoffe aus, welche ein im Blut zirkulierendes Eiweiß, das Fibrin, zur Unfallstelle lockt und dort aktiviert. Dieses Fibrin stellt die zweite, überaus komplizierte Säule unseres Gerinnungssystems dar. Das aktivierte Fibrin bildet nun ein sehr feines Netz, in dem sich andere Blutpartikel verfangen und die Verletzungsstelle völlig abdichten. Zusätzlich ziehen sich auch noch die verletzten Gefäße, die eine Muskelschicht in ihrer Wand haben, zusammen, was die Austrittsöffnung weiter verkleinert. Nur so ist es verständlich, daß die Blutung sogar bei abgetrennten Fingern oder sogar Armen und Beinen nach relativ kurzer Zeit zum Stillstand kommt.

Würde dieser Vorgang nun aber nicht sehr genau kontrolliert und gesteuert, wäre bald das gesamte Blut des Verletzten geron-

nen. Um das zu verhindern, besitzt unser Organismus ein ausgeklügeltes System von Gerinnungsfaktoren; einige verstärken die Blutgerinnung, andere hemmen sie, wiederum andere lösen die bereits gebildeten Blutgerinnsel auf. Erst das perfekte Zusammenspiel dieser Faktoren garantiert den ungestörten Ablauf der Blutgerinnung.
Einen groben Überblick, ob die Gerinnung funktioniert, gewinnt man durch einen einfachen Test, den man auch leicht selbst durchführen kann: Wenn man mit einer sterilen Blutlanzette oder einer Nadel in die Fingerkuppe sticht, muß die Blutung nach circa zwei bis vier Minuten von selbst zum Stillstand kommen.

Normalwert:
Blutungszeit: 2–4 Minuten

Störungen der Blutgerinnung

Nun gibt es natürlich eine Vielzahl von Ursachen, bei denen die Blutgerinnung gestört ist. Das beginnt bei einer Reihe von bösartigen Tumoren (Krebs), geht über Vitaminmangel (insbesondere Vitamin B12 und Folsäure) und Leberkrankheiten (in der Leber werden die Gerinnungsfaktoren gebildet) bis hin zu einer Reihe von Medikamenten, die die Blutgerinnung verändern. Das bekannteste ist sicherlich die »Pille«. Sie kann die Blutgerinnung erhöhen. Das ist der Grund dafür, daß Frauen, die die Pille schlucken und dazu noch rauchen, häufiger an Thrombose erkranken (Blutgerinnsel in den Beinvenen) oder sogar tödliche Lungenembolien (Blutpfropf, der sich in der Lunge festsetzt) erleiden.
Andererseits muß nach einer Reihe von Krankheiten, zum Beispiel Herzinfarkt, Thrombose oder Embolien, das Blut für eine gewisse Zeit »verdünnt« werden. Das bekannteste Medikament dafür ist unser altes Aspirin®. Eine wesentlich stärkere Hemmung der Blutgerinnung wird durch die Medikamente Marcumar® sowie Sintrom® erreicht. Damit die Gerinnung nicht zu stark un-

terdrückt wird und der Patient nicht verblutet, muß er sehr genau eingestellt und laborchemisch überwacht werden.
Für die Überwachung der Patienten gibt es eine Reihe von Gerinnungstests; der bekannteste ist der Quick-Test.

Normalwert Thromboplastinzeit (= TPZ):
70–100 Prozent
Der optimale Wert bei Behandlung mit gerinnungshemmenden Medikamenten, zum Beispiel Marcumar® oder Sintrom® liegt bei 15–25 Prozent.

Das heißt, daß zum Beispiel bei Herzinfarkt-Patienten, die mit Marcumar® behandelt werden, die Gerinnungsfähigkeit nur mehr etwa 20 Prozent beträgt.
Trotzdem braucht keiner dieser Patienten Angst zu haben, zu verbluten. Die Gerinnung funktioniert sogar bei diesem Wert noch relativ gut. Lediglich Operationen oder Zahnextraktionen können jetzt nicht durchgeführt werden. Für den Notfall steht auch ein Medikament (Vitamin K = Konakion®) zur Verfügung, das die Blutgerinnung innerhalb kürzester Zeit wieder normalisiert.
Natürlich gibt es noch eine Reihe weiterer Gerinnungstests, die die verschiedenen Stufen der Blutgerinnung testen. Bekannt sind der Thrombotest (TT; optimaler Wert bei Marcumartherapie: 5–12 Prozent), der praktisch identisch ist mit dem Quicktest, sowie die partielle Thromboplastinzeit (PTT; Normalwert: 28–40 Sekunden).

Sonderfall Bluterkrankheit

Zuletzt noch einige Worte zur Bluterkrankheit (Hämophilie), deren Ursache der Mangel eines einzigen Gerinnungsfaktors (Faktor VIII = Hämophilie A, Faktor IX = Hämophilie B) ist und die vererbt wird. Der fehlende Faktor wird aus Frischblut gewonnen und muß dem Patienten schnell verabreicht werden, um schwere Blutungen zu verhindern. In den 80er Jahren, als das Wissen um die Aids-Erkrankung noch unvollständig war, wurden viele dieser Patienten durch die verabreichten Gerinnungspräparate unschuldig mit dem Aids-Virus infiziert. Augenblicklich arbeitet die Forschung an der gentechnischen Herstellung von Blutgerinnungspräparaten, bei denen eine Übertragung von Aids- oder Hepatitisviren ausgeschlossen ist.

Die Blutsenkung

Wenn sich ein Patient krank fühlt und man überhaupt nicht weiß, wo man anfangen soll zu untersuchen, wird man als erstes die Blutsenkung (BKS/BSG) bestimmen. Wenn man Blut durch Zitronensäure ungerinnbar macht und in eine 20 Zentimeter lange Glasröhre aufzieht, senken sich die roten Blutkörperchen unterschiedlich schnell ab. Dies kann man nach einer beziehungsweise nach zwei Stunden ablesen. Da Frauen von Natur aus weniger Zellen im Blut haben (Hämatokritwert) als Männer, geht es bei ihnen ebenso wie bei älteren Menschen schneller.

Normalwert:
Männer: 1– 6 Millimeter pro Stunde
Frauen: 2–10 Millimeter pro Stunde

Hat nun ein Patient zum Beispiel eine Blutsenkung von 30/55, so haben sich die Blutkörperchen im Röhrchen in der ersten Stunde um 30 Millimeter, nach zwei Stunden um insgesamt 55 Millimeter abgesetzt. Das wäre eine mittelgradig erhöhte Blutsenkung. Der Arzt weiß jetzt, daß irgendwo im Organismus etwas nicht stimmt, kann aber nicht sagen, um was es sich handelt. Das müssen weitere Untersuchungen abklären.
Meistens ist der Grund für eine erhöhte BKS ein Entzündungsherd, der irgendwo im Körper sitzt. Das kann ein eitriger Zahn, eine Gallenblasenentzündung, eine Nierenentzündung oder auch eine eiternde Wunde am Körper sein. Infektionen, sowohl durch Bakterien als auch durch Viren verursacht, erhöhen nämlich die BKS. Aber auch bei so unterschiedlichen Befunden wie Gelenk-

rheumatismus oder Schwangerschaft ist die BKS erhöht. Die stärkste Erhöhung mit Werten über 100 Millimeter in der ersten Stunde findet man bei Krebspatienten.
Sehr häufig führen Abnahmefehler zu einer völlig falschen BKS, bei Erhöhung sollte daher immer eine Kontrolle durchgeführt werden. Auch Medikamente verändern die BKS, zum Beispiel erhöht die »Pille« den Wert, Kortison, Aspirin® sowie Rheumamittel führen zu einer Verlangsamung.

Die Blutgruppen

Eine Erklärung dafür, warum die Natur die Menschheit mit unterschiedlichen Blutgruppen und einer Vielzahl von Blutuntergruppen ausgestattet hat, kann wohl niemand geben. Jedenfalls ist schon seit dem Altertum bekannt, daß es nicht so ohne weiteres möglich ist, Blut von einem auf den anderen Menschen zu übertragen. Warum das so ist, konnte erst Anfang dieses Jahrhunderts aufgeklärt werden. Der Österreicher Karl Landsteiner erhielt dafür den Nobelpreis.

Das AB0-System

Im menschlichen Blutsystem gibt es zwei Merkmale, A und B. Diese Merkmale sitzen auf den roten Blutkörperchen. Bei Merkmal A hat der Betreffende die Blutgruppe A, bei B die Blutgruppe B, sitzt kein Merkmal darauf, die Blutgruppe 0, und sitzen beide Merkmale darauf, die Blutgruppe AB. Leider vertragen sich diese Merkmale nun gar nicht. Um schwere Komplikationen zu vermeiden, sollte bei Blutübertragungen (Transfusion) immer Blut der gleichen Gruppe übertragen werden. In Ausnahmefällen kann man das Blut der Gruppe 0 an alle anderen Blutgruppen übertragen – Blutgruppe 0 ist also Universalspender. Menschen mit der Blutgruppe AB haben Glück, ihnen kann Blut jeder anderen Gruppe übertragen werden (Universalempfänger).
Übrigens ist die Verteilung der Blutgruppen in der Bevölkerung sehr unterschiedlich, sogar von Kontinent zu Kontinent. 45 Prozent aller Mitteleuropäer haben die Blutgruppe A, 40 Prozent Blutgruppe 0, 10 Prozent B und 5 Prozent AB.

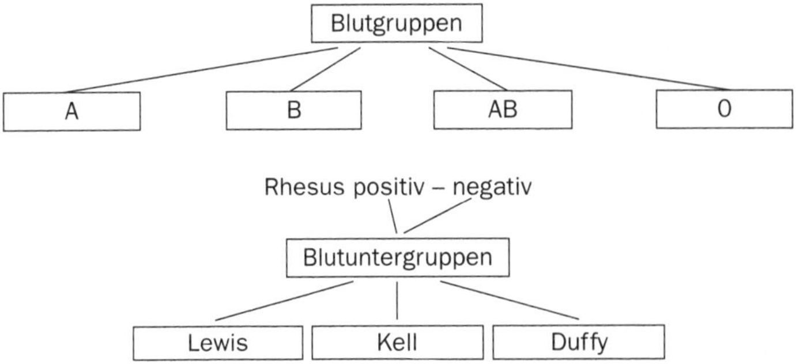

Das Rhesussystem

Leider ließ es die Natur nicht bei diesen vier Blutgruppen bewenden. Es gibt noch eine Vielzahl weiterer Blutuntergruppen, von denen die bekannteste das Rhesussystem ist. Es wurde so genannt, weil es zuerst im Blut von Rhesusaffen gefunden wurde. Entweder hat der Mensch diesen Rhesusfaktor, dann ist er Rhesus-positiv, oder der Rhesusfaktor fehlt, das heißt, der Betreffende ist Rhesus-negativ. Diese Faktoren, genau wie die Blutgruppen, werden nach ganz einfachen Gesetzen vererbt. So können ein Rhesus-positiver Mann und eine Rhesus-negative Frau ein Rhesus-positives Kind bekommen. Und damit beginnt auch schon das Dilemma der unterschiedlichen Blutgruppen beim Menschen: Die Rhesus-negative Mutter wird nun gegen das Rhesus-positive Blut der Kinder Antikörper entwickeln. Bei einer erneuten Schwangerschaft können diese Antikörper das Blut des noch Ungeborenen zerstören, das Kind kommt entweder tot zur Welt oder mit einer schweren Gelbsucht (Morbus haemolytikus neonatorum). Unsere hochentwickelte Medizin kann diese Antikörper im Blut der Mutter jedoch neutralisieren, in ganz schlimmen Fällen wird das zersetzte Blut des noch ungeborenen Kindes im Mutterleib ausgetauscht und so das Kind gerettet.
Hat man übrigens einen Tropfen Blut vom Vater, der Mutter und dem Kind, so kann aufgrund der Blutuntergruppen die Vaterschaft mit Sicherheit festgestellt werden.
Wer seine Blutgruppe nicht kennt, braucht sich deswegen keine Sorgen zu machen. Die Blutgruppe des Patienten muß vor jeder

Transfusion neu bestimmt werden. Außerdem werden das Serum sowie die roten Blutkörperchen des Patienten und der vorgesehenen Blutkonserve gegeneinander mit der sogenannten Kreuzprobe auf Verträglichkeit getestet, um höchste Sicherheit zu erlangen.

Der Krebs – Terrorist Nr. 1

Die Krankheit Krebs – was ist das eigentlich? Menschen, Tiere und Pflanzen sind aus mikroskopisch kleinen Grundbausteinen, den Zellen, aufgebaut. Diese Zellen sind durch die Vererbung so programmiert, daß sie sich kontrolliert vermehren können. Nur so ist es möglich, daß sich bei einer Verletzung das Gewebe wieder von selbst regeneriert. Dabei wird aus einer Muskelzelle wieder dieselbe Muskelzelle und aus einer Nervenzelle wieder dieselbe Nervenzelle. Gesteuert wird das alles durch eine Art »Computerprogramm«, das in jede Zelle unseres Körpers eingebaut ist. Es besteht aus einer Folge von Aminosäuren, die, unterschiedlich aneinandergefügt, eine riesige Menge von Kombinationsmöglichkeiten ergibt. Die RNS (Ribonukleinsäure) sowie die DNS (Desoxyribonukleinsäure) sind der Schlüssel zum Leben und zur Vererbung. Wird dieses kontrollierende Programm auf irgendeine Art und Weise gestört, kann sich eine Zelle hemmungslos vermehren und wachsen und somit den gesamten Organismus zerstören.

Bedingt durch die natürliche Strahlung sowie die immer mehr zunehmenden Umweltgifte kommt es sicher täglich vor, daß irgendwo im Körper eine Zelle so geschädigt wird, daß sie krebsig entartet. Unsere körpereigene Abwehr erkennt diese Zellen sofort und vernichtet sie, bevor sie sich vermehren und Schaden anrichten können.

Wird die körpereigene Abwehr jedoch durch äußere Umstände wie Krankheiten oder schwere psychische Belastungen geschwächt, funktioniert dieses Abwehrprinzip nicht mehr reibungslos. Die Krebszelle wird nicht als solche erkannt und bekämpft und kann sich teilen und vermehren. Hat sich diese eine Krebszelle auf etwa 1000 Zellen vermehrt – und dazu sind lediglich fünf Teilungsschritte nötig –, kann die körpereigene

Abwehr nichts mehr ausrichten, und die Krebserkrankung nimmt ihren Lauf.
Die fortschreitende Unordnung der Zellen ist ein charakteristisches Zeichen eines Krebses. Die entscheidende Eigenschaft aller bösartigen Krebse ist jedoch ihre Invasion in das umgebende Gewebe sowie ihre Fähigkeit, sich über die Lymph- und Blutgefäße auf den ganzen Organismus auszubreiten und auch an den entferntesten Stellen Tochtergeschwülste (Metastasen) zu bilden. Die Überschwemmung des Organismus mit Metastasen führt ohne Behandlung nach kurzer oder längerer Zeit zum Tod.

Eine kleine Statistik

An dem Tag, an dem Sie dieses Buch lesen, werden allein in Deutschland fast 500 Menschen an Krebs sterben. Dies bedeutet eine jährliche Zahl von etwa 180 000 Krebstoten. Besonders erschreckend ist dabei die stetige Zunahme von Krebserkrankungen. Während noch um die Jahrhundertwende fünf von 100 Menschen dem Krebs erlagen, hat sich diese Zahl bis heute verfünffacht! Wenn man den Prognosen Glauben schenken darf, werden Krebserkrankungen weiter zunehmen.
Beim Mann entfallen beinahe drei Viertel aller Krebserkrankungen auf die Lunge, den Magen-Darm-Trakt und die Vorsteherdrüse (Prostata).
Bei den Frauen entwickeln sich die meisten Krebserkrankungen in den Geschlechtsorganen, der Brust, dem Magen-Darm-Kanal und den Gallenwegen.
Bekannt ist, daß die Krebsgefährdung mit steigendem Alter sprunghaft zunimmt, da sich die krebserzeugenden Faktoren aufgrund ihrer langen Einwirkungszeit in ihrer Wirkung summieren. Beim Vergleich unter den Geschlechtern zeigt sich, daß Frauen in den jüngeren Lebensjahren bis 50 Jahre stärker gefährdet sind, während bei Männern im Alter über 50 die Krebssterblichkeit rapide zunimmt und die der Frauen übertrifft.
Die höhere Krebsgefährdung des weiblichen Geschlechts im jüngeren Alter geht vor allen Dingen auf das Konto von Brust- und Gebärmutterkrebs.

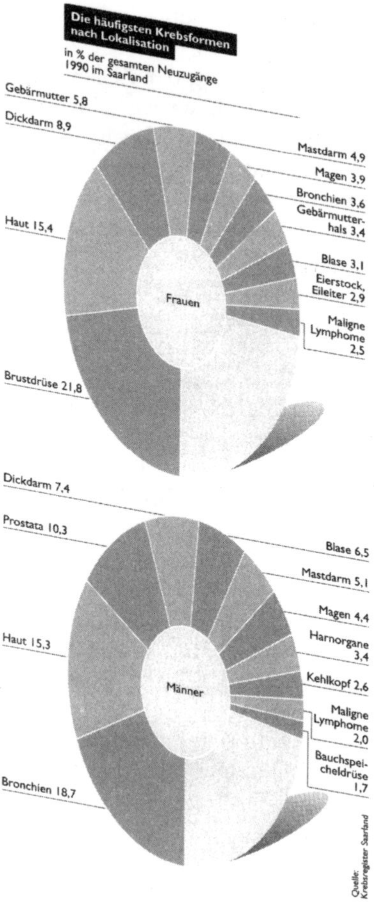

Die Ursachen kurzgefaßt

Man kann sagen, daß immer mehr äußere Schädigungen als Ursache für den Krebs erkannt werden, innere oder erbliche Faktoren in ihrer Bedeutung immer mehr zurücktreten. Äußere Ursachen sind chemische Krebserzeuger, ionisierende und energiereiche Strahlung sowie die Tätigkeit in bestimmten Berufen. Als krebsunterstützend wirken wohl gewisse Eß- und Lebensgewohnheiten, zunehmendes Alter, erbliche Faktoren sowie chronische Reize. Auf dem Weg einer chronischen Entzündung der Bronchien entsteht der Raucherkrebs, bei andauerndem Mißbrauch von Alkohol der Speiseröhren- sowie der Leberkrebs. Hautkrebs tritt bei jahrelanger ungehemmter Sonnenbestrahlung auf, während die permanente Reizwirkung von Gallenblasensteinen Gallenblasenkrebs verursachen kann.

Krebs und Diagnostik

Die Krankenkassen bieten ihren Mitgliedern regelmäßige Vorsorgeuntersuchungen zur Krebsfrüherkennung an. Diese Untersuchungen ergeben nur dann einen Sinn, wenn sich der Arzt auch genügend Zeit dafür nimmt. Es sollte ein längeres Gespräch über Ihre Lebensgewohnheiten sowie Ihre Beschwerden mit Erfragung der gesamten Krankengeschichte geführt werden. Anschließend sollte eine exakte Ganzkörperuntersuchung, eventuell ergänzt durch einige wenige technische Zusatzuntersuchungen, erfolgen. Sehr gut dafür geeignet war der Hausarzt alter Prägung, der jeden Patienten von Kindheit an kannte und betreute und dem natürlich sofort jede Änderung im Befinden oder der körperlichen Verfassung auffiel. Gut bewährt haben sich auch die Vorsorgeuntersuchungen, die große Unternehmen ihren Mitarbeitern kostenlos über die Betriebsärzte gewähren.
Weitere technische Untersuchungsverfahren zur Krebsdiagnostik sind folgende:

- Röntgenuntersuchungen,
- direkte Organbesichtigung mit einer Spiegelung,
- Organdarstellung mittels radioaktiver Substanzen (Szintigramme),
- Ultraschall-Untersuchungen,
- Computertomographie,
- Kernspintomographie,
- Gefäßdarstellung,
- Entnahme einer Gewebeprobe (Histologie),
- Tumormarker.

(Alles Wichtige über diese Methoden siehe ab Seite 79 – Kapitel »Die technischen Untersuchungsverfahren«)

Die Warnzeichen des Krebses

Die beste Möglichkeit, den Krebs zu heilen, und daran ändert sich nichts, ist, ihn frühzeitig zu erkennen. Deshalb kommt auch der Krebsfrüherkennung eine ausschlaggebende Bedeutung zu. Da die Krebsvorsorgeuntersuchungen nur einmal pro Jahr angeboten werden, ist es um so wichtiger, sich selbst und den Partner genau bezüglich verdächtiger Zeichen zu beobachten. Sollten sich mehrere der unten angegebenen Punkte addieren, ist es höchste Zeit, den Arzt aufzusuchen!

Folgende Warnzeichen sollten Sie ernst nehmen:

- unerklärliche Gewichtsabnahme,
- plötzlich auftretende Appetitlosigkeit, insbesondere mit Abneigung gegen Fleisch- und Wurstwaren,
- plötzlicher, unerklärlicher Knick in der Leistungsfähigkeit, der Kraft und dem Wohlbefinden,
- Husten und Heisterkeit, die länger als drei Wochen andauern,
- Knoten und Verdickungen der Haut,
- Blut im Auswurf, im Stuhl oder Urin,
- Veränderungen an einer Warze oder einem Muttermal,
- Scheidenausfluß mit Blutbeimischungen,
- erneutes Auftreten von Blutungen im Klimakterium.

Krebs und Labor

Leider gibt es bis heute keine einzige zuverlässige Laboruntersuchung, mit der man den Krebs nachweisen könnte. Derjenige, der auch nur eine einigermaßen zuverlässige Methode der Krebsfrüherkennung, zum Beispiel mittels Blutanalyse, finden würde, erhielte mit Sicherheit sofort den Nobelpreis!
Natürlich verändert eine so schwere Krankheit wie der Krebs eine ganze Reihe von Laborwerten. Typisch ist zum Beispiel die zum Teil rasante Erhöhung der Blutkörperchensenkung (BKS) mit Werten über 100 Millimeter in der ersten Stunde. Diese Erhöhung ist aber auch bei einer Vielzahl anderer Erkrankungen

vorhanden. So war es eine medizinische Sensation, als man vor Jahrzehnten Stoffe fand, die von den Krebszellen selbst gebildet wurden – die Turmormarker. Leider haben sich die anfänglich stürmischen Erwartungen in keiner Weise erfüllt.

Tumormarker

Krebszellen geben oft in sehr hohen Mengen ganz bestimmte Stoffe ans Blut ab. Es wäre nun die ideale und einfachste Möglichkeit zur Krebsfrüherkennung, wenn man aus dem Vorhandensein dieser Substanzen im Blut auf eine Tumorerkrankung schließen könnte. Leider sind diese Stoffe bei einer Unzahl von anderen Erkrankungen ebenfalls erhöht, zum Teil sind sie auch beim völlig Gesunden vorhanden. Somit werden diese »Tumormarker« (zum Beispiel carzinoembryonales Antigen, CEA) in der Hauptsache zur Verlaufskontrolle nach einer Krebsbehandlung eingesetzt. Fällt der Wert dabei ab, kann man davon ausgehen, daß die meisten Krebszellen vernichtet wurden. Steigt der Wert wieder an, ist es wahrscheinlich zu einem Rezidiv, also dem Wiederaufflammen des Krebses, gekommen.

Normalwert CEA (carcinoembryonales Antigen):
unter 5 Mikrogramm/Liter

Beim CEA handelt es sich um den am meisten verwendeten Tumormarker. Er dient insbesondere zur Behandlungs- und Verlaufskontrolle bei Dickdarm-, Lungen-, Magen- und Mamma-Tumoren.
Natürlich bieten auch die Biomedizin und andere nicht schulmedizinische Richtungen Frühdiagnosen zur Krebserkennung an, die hauptsächlich von Heilpraktikern benutzt werden (zum Beispiel CCR-Test: Untersuchung »typischer Tumorstoffwechselprodukte« im Urin).
Diese Tests sind nicht unproblematisch, da sie keine gesicherte Aussage über eine Krebserkrankung zulassen.

Was Sie gegen Krebs tun können

So schlimm es klingt, aber die Heilungsmöglichkeiten der Krebserkrankungen haben sich trotz aller Fortschritte der Medizin, abgesehen von einigen speziellen Tumorarten, in den letzten 30 Jahren so gut wie nicht verbessert. Diese deprimierende Aussage sollte Sie dazu veranlassen, alles nur Erdenklich zu tun, um vom Krebs verschont zu bleiben.

Als größtes Krebsrisiko des Menschen überhaupt ist das Rauchen anzusehen. Aber auch ein Zuviel an Alkohol, insbesondere an scharfen Drinks, stellt einen wesentlichen Risikofaktor dar. Und die natürliche Strahlung des Sonnenlichts ist eine immer größer werdende Gefahr. Deshalb sollte das »Braten« in der prallen Sonne absolut »out« sein. Auch ein übermäßiges Bräunen in Solarien ist bedenklich.
Andererseits stellt eine vernünftige Ernährung sicherlich einen der größten Schutzfaktoren dar. Hier sind die Schlagworte »zu fett«, »zu viel«, »zu viel tierische Nahrungsmittel« und »zu süß«. Naturbelassene pflanzliche Vollwertkost mit viel frischen Salaten, frischem Gemüse und Obst sowie Ballaststoffen bedeuten einen großen Schutzfaktor.
Aber auch die Psyche muß stimmen! Wer ständig unter Streß steht oder schwerwiegende Probleme, insbesondere familiäre und Partnerschaftsprobleme hat, ist in seiner Abwehr geschwächt und damit anfällig.
Im Versuch hat man Ratten unter starken Streß gesetzt und anschließend Krebszellen eingespritzt. Danach waren die T-Killerzellen, die für die Vernichtung des Krebses verantwortlich sind, stark verringert. Bei den »gestreßten« Ratten trat doppelt so häufig Krebs auf wie bei einer Kontrollgruppe, die keinem Streß ausgesetzt worden war.
Vernünftige Erholung sowie ausreichender und guter Schlaf vermindern ebenfalls die Streßanfälligkeit. Zur Steigerung der körpereigenen Abwehr, die – wie wir ja wissen – einen ganz entscheidenden Faktor in der Krebsverhütung darstellt, eignet sich am besten Ausdauersport, Abhärtung durch Sauna und Kneippsche Wasseranwendungen sowie möglichst viel Aufenthalt an der frischen Luft.

Zuletzt sollte ein jeder das Angebot der Krebsfrüherkennungsuntersuchungen in Anspruch nehmen, da die Chance für eine Ausheilung einer bestehenden Krebserkrankung fast ausschließlich im Frühstadium gegeben ist.

	Alter	Untersuchung
Frauen	ab 20. Lebensjahr	Genitale
	30.	Genitale, Brust, Haut
	45.	Genitale, Brust, Haut und Dickdarm, Untersuchung auf Blut im Stuhl, Zell-Untersuchung
Männer	ab 45. Lebensjahr	äußere Genitale, Prostata, Haut, Dickdarm, Untersuchung auf Blut im Stuhl

Der gynäkologische Befund (Papanicolaou I–V)

Blutungen oder fleischfarbener Ausfluß außerhalb der Monatsregel sollten jede Frau – gleich welchen Alters – sofort zum Gynäkologen führen! Zusätzlich sollte die jährliche Kontrolluntersuchung beim Frauenarzt spätestens ab dem 30. Lebensjahr regelmäßig durchgeführt werden.
Bei der gynäkologischen Vorsorgeuntersuchung wird die Scheide mit zwei Instrumenten geöffnet, und der Frauenarzt streicht mit einem Wattestäbchen über die nun sichtbaren Teile des Gebärmutterhalses. Die an dem Wattestäbchen hängengebliebenen Zellen werden anschließend mikroskopisch untersucht. Nach der mikroskopischen Diagnose werden die Zellarten in fünf Gruppen eingeteilt: Papanicolaou I–V. Was verbirgt sich hinter diesen Bezeichnungen?
Der griechische Arzt Papanicolaou hat die Beschaffenheit der von der Gebärmutter abgestrichenen Zellen in Gruppe I bis V unterteilt. Diese Gruppen haben heute auf der ganzen Welt Gültigkeit: Gruppe I und II sind unverdächtige Zellen, Gruppe III unklare Zellen, die eine baldige Kontrolle erfordern. Gruppe IV und

Gruppe V sind Zellen aus einem krebsartig veränderten Gewebe. Dabei entstammen die Zellen der Gruppe IV einem sogenannten »Karzinoma in situ«, das ist eine besondere Art von Krebs, die sich dadurch auszeichnet, daß sie noch an der Gewebeoberfläche örtlich begrenzt ist, noch nicht ins tiefere Gewebe eingedrungen ist und somit auch noch keine Metastase setzen konnte.
Spätestens jetzt wird Ihnen der Frauenarzt eine spezielle und relativ schonende Operationsmethode vorschlagen, die Konisation: Dabei wird das verdächtige Stück mitsamt einem Gewebskonus aus dem Gebärmutterhals entfernt. Die betroffenen Frauen können weiterhin Kinder bekommen. Sollte kein Kinderwunsch mehr bestehen oder der Krebs bereits weiter fortgeschritten sein, wird man der Patientin raten, die gesamte Gebärmutter entfernen zu lassen.

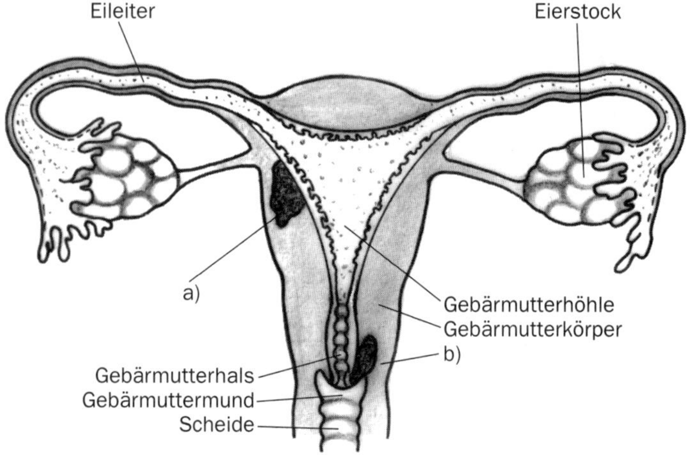

Schematische Darstellung der weiblichen Geschlechtsorgane

zu a) *Der Gebärmutterkörperkrebs entwickelt sich im Innern der Gebärmutter, die bei der gynäkologischen Routineuntersuchung leider nicht einsehbar ist.*

zu b) *Der Gebärmutterhalskrebs kann bereits im Frühstadium durch einen einfach durchzuführenden Abstrich bei der gynäkologischen Routineuntersuchung entdeckt werden.*

Herzkrankheiten – Todesursache Nr. 1

Unser gut faustgroßes Herz ist eine ununterbrochen laufende Pumpe, die aus vier Pumpkammern besteht. Zwei kleine Kammern, die Vorhöfe, sammeln das Blut, das aus den Körpervenen und der Lunge zum Herzen zurückströmt. Anschließend übernehmen zwei große Kammern (Ventrikel) das Blut aus den Vorhöfen und pumpen es mit ihrer starken Muskulatur weiter. Die rechte Herzkammer pumpt das Blut in die Lunge, und die besonders stark ausgeprägte linke Herzkammer pumpt es über die Hauptschlagader (Aorta) zu den Organen des Körpers. Zwischen den Vorhöfen und den Kammern sowie in der Blutstrombahn zur Lunge beziehungsweise zur Aorta befindet sich jeweils eine Herzklappe, die den Weg des Blutes steuert.
Das Blut macht also folgenden Kreislauf: Es strömt aus den Körperorganen in den Venen zusammen und wird von dort vom rechten Herzvorhof angesaugt. Der rechte Vorhof sammelt das Blut, gibt es durch eine mit einer Klappe (Tricuspidalklappe) versehene Öffnung weiter in die rechte Herzkammer. Die rechte Pumpkammer befördert nun das Blut über die Lungenarterien in die Lunge, wo es wieder mit Sauerstoff aufgeladen wird beziehungsweise wo es das Kohlendioxid abgibt. Von hier strömt es weiter zum linken Vorhof, der es sammelt und es an die sehr stark mit Muskeln besetzte linke Herzkammer abgibt, die wiederum mit einer Herzklappe (Mitralklappe) versehen ist (eine im Durchmesser etwa 5 Zentimeter messende Öffnung). Die linke Pumpkammer befördert das Blut mit einem Druck von etwa 140 Millimeter Quecksilbersäule (bei einem Springbrunnen, der mit diesem Druck arbeiten würde, wäre die Wasserfontäne beinahe 2 Meter hoch!) über die Hauptschlagader und die Nebenschlagadern bis in die entferntesten Winkel des menschlichen Körpers. Die beiden Vorhöfe beziehungsweise Kammern ziehen sich gleichzeitig zusammen; die Vorhofkontraktion nennt man Diastole, die Kammerkontraktion ist die Systole. Die Systole stellt beim Blutdruckmessen den oberen Wert dar. Die Richtung des Blutstroms wird durch das Klappenspiel der vier Herzklappen bestimmt, die leider oft durch Verengung oder Undichtwerden Anlaß für schwere Herzoperationen werden können.

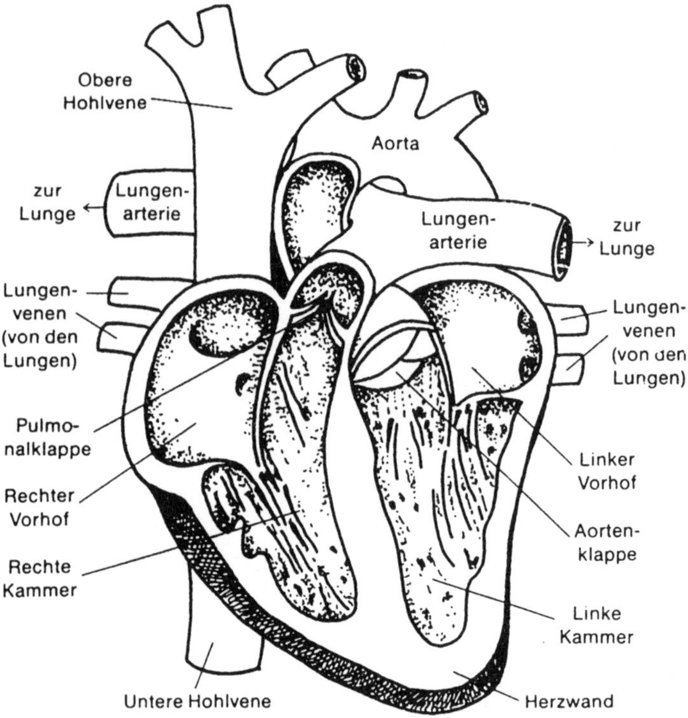

Das Herz im Querschnitt

Das Wichtigste zum Herzinfarkt

Das ohne Ruhepause ständig arbeitende Herz wird über zwei große Gefäße, die Herzkranzgefäße (Koronarien), mit Sauerstoff und Nährstoffen versorgt. Ein kleiner elektrischer Impulsgeber (Sinusknoten), der sich in der Muskelmasse des rechten Vorhofs befindet und vom Gehirn gesteuert wird, schickt je nach Körperbelastung bei Erregung, Angst, schwerer Arbeit oder auch bei Ruhe zwischen 60 bis über 200 elektrische Impulse aus. Auf jeden dieser elektrischen Impulse kontrahieren sich die Herzkammern und werfen das Blut in die Körpergefäße aus.

Als ständig arbeitende Pumpe muß unser Herz auch laufend mit Nährstoffen, vor allem aber mit Sauerstoff versorgt werden. Diese Aufgabe übernehmen zwei Gefäße, die rechte und die linke Herzkranzarterie. Wie wichtig diese Aufgabe ist, zeigt die Tatsache, daß fast 10 Prozent des Blutes, das bei einem Herzschlag transportiert wird, für die Versorgung des Herzens selbst bestimmt ist. Um so katastrophaler wirkt sich natürlich eine Verengung oder ein Totalverschluß dieser Gefäße aus. Je nachdem, wo sich der Verschluß befindet, ist ein Vorder- oder Hinterwandinfarkt die Folge.

Begünstigt durch eine Handvoll Risikofaktoren lagert sich im Laufe des Lebens auf der Innenwand aller Blutgefäße Fett ab, das langsam verkalkt (Plaque). Auf diese Weise werden bei dem einen früher, bei dem anderen später alle Arterien des Körpers eingeengt, der Blutdurchfluß natürlich vermindert und somit die Organe mit weniger Blut und gleichbedeutend mit weniger Sauerstoff versorgt.

Am empfindlichsten von allen Organen (ausgenommen das Gehirn) reagiert das Herz auf einen Sauerstoffmangel. Einerseits kann es nie abschalten, um sich zu erholen, denn es hat keinen Vorrat an lebenswichtigem Sauerstoff. Andererseits hat es, bedingt durch die pausenlose Schwerarbeit, einen außerordentlich hohen Sauerstoffbedarf.

Durch die zunehmende Verengung der Herzkranzgefäße entsteht ein immer größer werdendes Mißverhältnis zwischen Sauerstoffbedarf und Sauerstoffzufuhr.

Die größten Risikofaktoren für eine Arteriosklerose mit nachfolgendem Herzinfarkt:

- Nikotin, Rauchen,
- Übergewicht,
- hohe Blutfett-, Cholesterin-, Blutzucker- und Harnsäurewerte,
- hoher Blutdruck,
- Bewegungsmangel,
- Streß, Hetze und Aufregung.

Wenn nun der Herzmuskel bei körperlicher oder seelischer Belastung mehr Sauerstoff benötigt, als zugeführt werden kann, macht sich das wie folgt bemerkbar: Auf den Sauerstoffmangel reagiert das Herz mit Schmerzen; der Arzt nennt das »Angina pectoris«, die Erkrankung selbst »koronare Herzerkrankung«.
Wird der Sauerstoffmangel zu groß, zum Beipiel durch einen völligen Verschluß eines Herzkranzgefäßes, kommt es zum Herzinfarkt, ein Teil des Herzmuskels ist abgestorben.

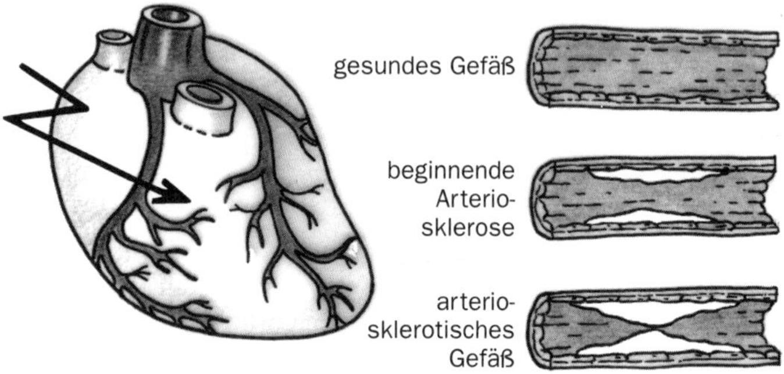

Arteriosklerose und Herzinfarkt

Die Diagnostik des Herzinfarkts

Ein Herzinfarkt kündigt sich meist frühzeitig an! In den wenigsten Fällen kommt ein Herzinfarkt aus heiterem Himmel, meist kündigt er sich Monate oder sogar Jahre vorher an.
Wenn nämlich die Herzkranzgefäße bis auf die Hälfte ihres ursprünglichen Durchmessers verengt sind, treten irgendwann einmal – erstmalig bei Mehrbelastung (zum Beispiel Streß, Aufregung, Anstrengung und so weiter) – die typischen Schmerzzustände (Angina pectoris) auf. Brennende oder beklemmende Schmerzen, Druckgefühl über dem Herzen oder hinter dem Brustbein mit Ausstrahlung in den linken Arm, die Schultern oder in die Hals- sowie Unterkieferregion sind dafür typisch. Zusätzlich besteht oft ein Gefühl, als ob ein Reifen die Brust ein-

engt. Der Kranke ist meist blaß und kaltschweißig, häufig besteht Todesangst. Diese Beschwerden treten vorwiegend nach körperlicher Anstrengung, Aufregung oder auch bei plötzlicher Einwirkung von Kälte auf (so treten zum Beispiel Herzschmerzen plötzlich auf, wenn der Patient aus dem warmen Haus in die winterliche Kälte tritt). Aber auch nachts im Bett, aus tiefem Schlaf heraus, kann der Patient plötzlich durch Herzschmerzen und Beklemmungsgefühl erwachen.

Streng zu unterscheiden – was aber oft sehr schwierig ist – sind harmlose, nervös bedingte Herzschmerzen oder Herzstechen. Diese »psychosomatischen« Herzbeschwerden treten sehr häufig bei jungen Menschen auf. Typisch dafür ist, daß sich diese Beschwerden bei Bewegung oder Sport bessern, während sich echte Herzschmerzen (Angina pectoris) bei Belastung verschlimmern.

Um die harmlosen Herzbeschwerden vom lebensbedrohenden Herzinfarkt unterscheiden zu können, braucht man ein spezielles Laborprogramm sowie das EKG.

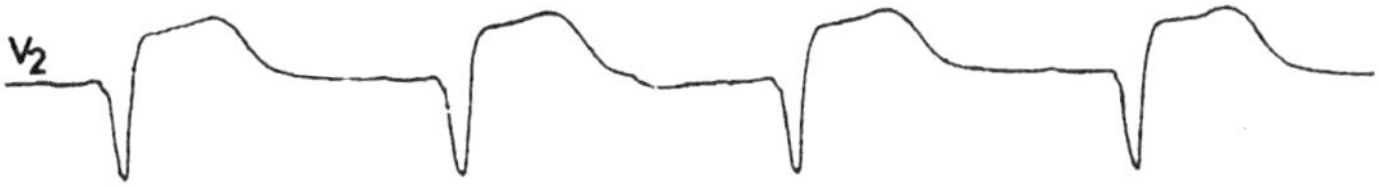

Die EKG-Kurve bei Herzinfarkt (deutliche Buckelung nach oben)

Labor und EKG

Oft nehmen Menschen körperliche Anzeichen nicht ernst, machen sogar ihre Späße darüber. Sie wollen nicht einsehen – oder erst dann, wenn es zu spät ist –, daß auch kleine Zeichen eine große Bedeutung haben. Ein Herzinfarkt ist und bleibt eine ernste Angelegenheit. Rasches Handeln ist erforderlich, wenn er sich erst einmal ereignet hat. Hier nochmals die wichtigsten Symptome beim Herzinfarkt:

- Herzschmerzen, eventuell mit Ausstrahlung in den linken Arm;
- Beengungs- und Vernichtungsgefühl über dem Brustkorb (wie ein Reifen);
- Gesichtsblässe, Schweißausbruch, Todesangst.

Wenn diese Anzeichen vorhanden sind, besteht akute Lebensgefahr. Der Laie sollte dem Patienten beruhigend zureden und sofort den Notarzt verständigen! Der Patient muß schnellstmöglich in die Klinik gebracht werden.

- Die Rettungsleitstelle erreichen Sie je nach Bundesland über die Direktwahl 1 92 22 oder den Notruf 110 bzw. 112.

Beim Herzinfarkt sterben massenhaft Herzmuskelzellen ab. Darin gelagerte Enzyme strömen nun in die Blutbahn und können gemessen werden. In hoher Konzentration kommt das Enzym CK (Creatin-Kinase) in allen Muskeln vor. Ausschließlich im Herzmuskel befindet sich die CK-MB. Nach einem Herzinfarkt sind beide Enzyme erhöht.

Normalwert:
CK: 10–80 U/Liter
CK-MB: 0–10 U/Liter
(U = »units«, Einheiten, siehe Seite 112)

Beim Herzinfarkt erreicht die CK Werte über 1000 U/Liter, die CK-MB Werte um 100 U/Liter. Für die Verlaufskontrolle, also die Frage, ob sich der Infarkt weiter ausbreitet oder bereits ausheilt, wird das Enzym LDH bestimmt.

Normalwert:
LDH: 120–240 U/Liter

Die LDH ist auch bei anderen Erkrankungen, zum Beispiel der Leber, Milz, Skelettmuskulatur, der Lunge (Lungenembolie) sowie des Blutes erhöht.
Die zweite diagnostische Säule beim Herzinfarkt ist das EKG, dessen Stromkurvenverlauf eine ganz typische Form annehmen kann:

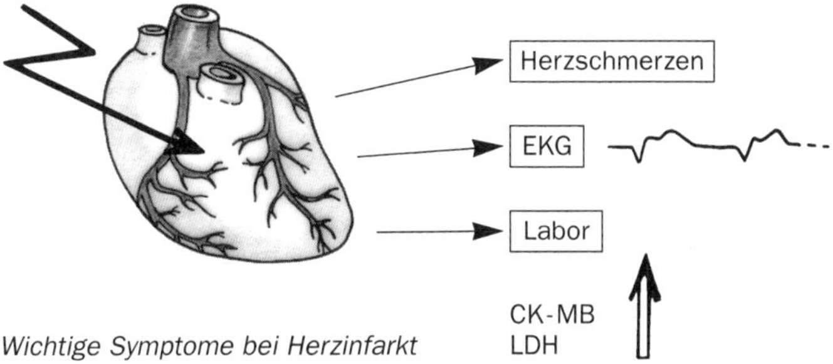

Wichtige Symptome bei Herzinfarkt

Die Frage, ob bei einem Menschen die Herzkranzgefäße verkalken und somit bald ein Herzinfarkt droht, beantwortet recht gut das Belastungs-EKG sowie mit Sicherheit die Koronarangiographie. (Siehe Seite 89)

Die Leber und ihre Laborwerte

Die Leber ist mit 1,5 Kilogramm Gewicht das größte Organ des Körpers und hat eine Vielzahl von Aufgaben. Mehr als 500 Tätigkeiten muß sie bewältigen, und das rund um die Uhr. Darunter fällt zum Beispiel die Produktion des Gallensaftes, ohne den es keine funktionierende Verdauung gibt. Sie speichert Vitamine sowie Energie in Form von überschüssigem Blutzucker und produziert eine Menge an lebenswichtigen Stoffen. Angefangen mit Faktoren für die Blutgerinnung, bei deren Fehlen der Mensch innerhalb kürzester Zeit verbluten würde, bis hin zum »vielgescholtenen« Cholesterin und anderen Blutfetten sowie Eiweißstoffen (Proteinen).

Die wohl wichtigste Aufgabe jedoch besteht in der Entgiftung und Säuberung des Blutes. Als riesiges Labor baut die Leber Alkohol, Drogen, Medikamente sowie sämtliche Gifte und Schadstoffe ab, die über die Nahrung in den Körper gelangen. Auch körpereigene Stoffe wie abgestorbene Blutkörperchen und überschüssige Hormone werden abgebaut und wiederverwertet.

Deshalb wird die Leber bei sämtlichen Vergiftungen, zum Beispiel durch Medikamentenüberdosierung, zu viel Alkohol, giftigen Pilzen, Pflanzenschutzmitteln und so weiter auch zu allererst geschädigt oder sogar völlig zerstört. Das sind die Fälle, von denen man in den Zeitungen lesen kann, daß spektakuläre Operationen notwendig waren. Diesen Patienten wird zeitweilig eine Pavianleber oder auf Dauer die Leber eines Verstorbenen eingepflanzt.

Normalwerte der Leber

Um ihren Aufgaben gerecht zu werden, besitzt die Leber in jeder ihrer Milliarden Zellen sogenannte Enzyme. Das sind Minikraftwerke, mit deren Hilfe die chemischen Reaktionen zur Blutreinigung sowie zum Aufbau lebenswichtiger Substanzen ablaufen. Für die Leber recht typisch sind die Enzyme GOT, GPT sowie die GGT.* Geht nun eine Leberzelle zugrunde, werden diese Enzyme ins Blut ausgeschüttet und können laborchemisch durch den Arzt nachgewiesen werden. Da bei allen Lebewesen ständig Zellen zugrunde gehen und durch neue ersetzt werden, befindet sich bei allen Menschen auch immer eine gewisse Menge von Leberenzymen im Blut.

Normalwert:

GOT –	Männer:	5–19 U/Liter
	Frauen:	5–15 U/Liter
GPT –	Männer:	5–23 U/Liter
	Frauen:	5–19 U/Liter
GGT –	Männer:	6–28 U/Liter
	Frauen:	4–18 U/Liter

Gehen nun zum Beispiel durch eine Knollenblätterpilz-Vergiftung innerhalb von Stunden Millionen von Leberzellen zugrunde, so steigen die Leberenzyme rasend schnell an, erreichen Werte über 1000 U/Liter, also das Hundertfache der Normalwerte und weisen damit auf die drohende Gefahr einer Leberzerstörung hin.

* GOT = Glutamat-Oxalazetat-Transaminase;
GPT = Glutamat-Pyruvat-Transaminase;
GGT = Gamma-Glutamyl-Transferase

Leberkrankheiten und Laborwerte

Akute Erkrankungen der Leber äußern sich zuerst in Müdigkeit, Abgeschlagenheit, Appetitlosigkeit, Fieber und Kopfschmerzen. Nach einigen Tagen kommt eine charakteristische Gelbfärbung von Haut und Augen (Ikterus) hinzu. Meist zwingt dann ein unstillbarer Juckreiz den Patienten zum Kratzen am ganzen Körper. Der Mechanismus für die Gelbfärbung ist übrigens folgender:
Nach einer etwa viermonatigen Lebenszeit werden die roten Blutkörperchen wieder abgebaut und durch neue ersetzt. Ein Abbauprodukt ist das Bilirubin, der gelbe Gallefarbstoff. Dieser kann nun wegen der Erkrankung der Leber nicht abtransportiert werden, die Konzentration im Blut steigt an, und Bilirubin lagert sich schließlich in der Haut ab, was wir an der Gelbfärbung und dem Juckreiz erkennen.

Normalwert:
Bilirubin im Blutserum: bis 1,0 Milligramm pro Deziliter

Die häufigste Form der Gelbsucht wird jedoch durch den Verschluß der Gallenwege (Verschluß-Ikterus) verursacht. Werden diese durch einen Gallenstein (oder durch eine Krebsgeschwulst) verlegt und kann die Galle nicht mehr in den Darm ablaufen, lagert sich das Bilirubin innerhalb weniger Tage in der Haut ab. In diesem Fall hilft nur mehr eine operative Beseitigung des Abflußhindernisses (Entfernung des Gallensteins).
Aber auch einige seltenere Ursachen können zu einer Gelbsucht führen. Zerfallen zum Beispiel in kurzer Zeit zu viele rote Blutkörperchen, kann die Leber das anfallende Bilirubin nicht mehr verarbeiten (hämolytischer Ikterus). Ursache für den Zerfall können Schädigungen durch Medikamente oder auch Unverträglichkeit einer Blutkonserve sein. Der Neugeborenen-Ikterus tritt zum Schrecken der Mutter fast regelmäßig in den ersten Lebenstagen des Säuglings auf und ist in gewissen Grenzen normal.

Die Leberentzündung (Hepatitis)

Die Hauptursachen für die Leberentzündung sind der Alkohol sowie eine Infektion durch verschiedene Viren.
Der Erreger der Hepatitis A wird im Stuhl ausgeschieden und breitet sich über verunreinigte Lebensmittel (Vorsicht: Muscheln!) aus. Sie ist die häufigste Art der Leberentzündung und heilt nach einigen Wochen bis Monaten folgenlos aus. Da in südlichen und tropischen Ländern die Bevölkerung zu 100 Prozent von dem Virus befallen ist, stellt die Leberentzündung ein häufiges Mitbringsel von Touristen dar (Reisehepatitis). Einen gewissen Schutz bis zu drei Monaten bietet die Gabe von Gammaglobulin (zum Beispiel Beriglobin®). Diese Spritze wird vor Reiseantritt gegeben und ist Tropenreisenden unbedingt zu empfehlen!

Die Hepatitis B

Diese Form der Leberentzündung, die vor allem auf dem Blutwege sowie sexuell übertragen wird, ist wesentlich gefährlicher. Sie geht recht häufig in die chronische, das heißt über Jahre hinweg andauernde Form über, zerstört langsam die Leber und endet oft in der Leberzirrhose oder dem Leberkrebs. Gefährdet sind vor allem das medizinische Personal sowie Menschen, die in den Tropen engen Kontakt zu Einheimischen haben (zum Beispiel Entwicklungshelfer), als auch die Sextouristen.

Vorbeugung und Behandlung der Leberentzündung

Für beide Formen der Hepatitis gibt es heute Impfungen, die viele Jahre zuverlässigen Schutz bieten. Mittlerweile wurden auch noch andere Viren entdeckt, die zu seltenen Formen der Leberentzündung führen können.
Allen Arten der Leberentzündung gemeinsam ist der dramatische Anstieg der Leberenzyme GOT, GPT und GGT. Im Laufe von Tagen können sie Werte um 1000 U/Liter erreichen. Je schlimmer die Infektion verläuft, je mehr Leberzellen zugrunde gehen, um so höher steigen die Werte im Blut an. Wer übrigens im Ausland an einer Hepatitis erkrankt, braucht nicht gleich in Panik zu geraten. Absolutes Meiden von Alkohol und Medikamenten,

eine fettarme Ernährung mit viel frischem Obst, Salaten und Gemüse sowie weitgehende Schonung und Bettruhe – das ist die Behandlung, die auch bei uns üblich ist.

Alkohol und Leberwerte

Der weitaus häufigste Grund für erhöhte Leberwerte ist ein Zuviel an Alkohol. Alkohol ist sowohl in westlichen Ländern als auch bei unseren Nachbarn im Osten die weitverbreitetste Droge – viel weiter verbreitet als alle anderen Rauschgifte. Dabei geht es gar nicht um die tägliche Flasche Bier zum Essen oder den Schoppen Wein am Abend. Ganz im Gegenteil, dieser Genuß fördert die Lebensfreude und Entspannung; Alkohol soll sogar, in geringen Mengen genossen, dem Herzinfarkt vorbeugen.
Wie bei so vielem liegt die Gefahr des Alkohols in der aufgenommenen Menge. Wer täglich circa 40 Gramm Alkohol (das sind 0,75 Liter Wein oder 1,5 Liter Bier) trinkt, läuft Gefahr, ernstliche gesundheitliche Schäden davonzutragen: Knapp 1,5 Millionen alkoholabhängige Menschen in Deutschland, jährlich etwa 2500 Babys, die bereits schon bei der Geburt Schädigungen auf-

Aufgaben der Leber

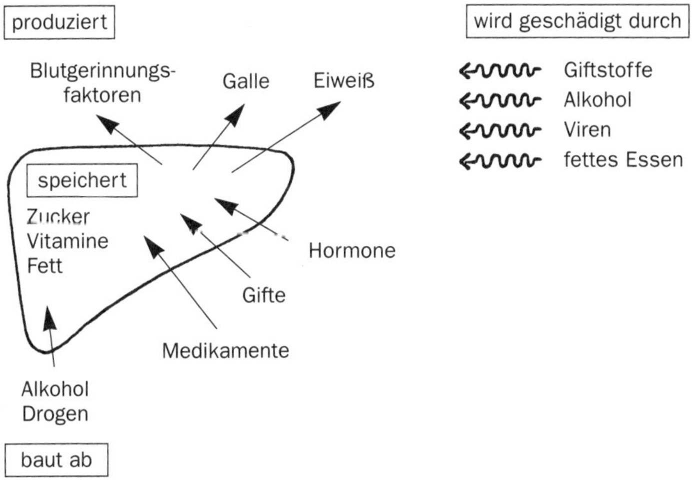

grund des Alkoholkonsums der Mutter während der Schwangerschaft aufweisen – das ist die traurige Bilanz!

Die Schädigung der Leber

An erster Stelle der Organschäden steht die Leber, denn hier wird der Alkohol hundertprozentig abgebaut. Nach jahrelangem Alkoholmißbrauch bildet sich über eine chronische Leberentzündung die gefürchtete Leberverhärtung (Leberzirrhose), die für das Siechtum und letztendlich für den Tod verantwortlich ist. 40 bis 80 Gramm Alkohol täglich, je nach individueller Veranlagung, bei Frauen sogar wesentlich weniger, genügen, um die Leberzirrhose mit ziemlicher Sicherheit auszulösen!
Der Betreffende merkt davon nichts. Während andere Organe bei dieser schlechten Behandlung vor Schmerzen »schreien« würden, verliert die Leber nach und nach ihre Funktionsfähigkeit, bis der gesamte Organismus nicht mehr lebensfähig ist. Zwar kann man eine zugrunde gegangene Leber heute schon durch die gesunde Leber eines Verstorbenen ersetzen (Lebertransplantation). Da diese Methode aber mit einer Vielzahl von Risiken behaftet ist, wäre es äußerst unvernünftig, sich von vornherein auf eine Transplantation zu verlassen!

So reagieren die Werte

Am empfindlichsten reagiert die Gamma-GT, die nach regelmäßigem Alkoholmißbrauch schnell Werte um 100 erreicht! Allerdings darf eine erhöhte GGT nicht automatisch mit Alkohol in Verbindung gebracht werden. Auch viele Medikamente (vor allem Schlaf- und Beruhigungsmittel), falsche Ernährung (zu viel Fett), aber auch Gallensteine können den Blutwert erhöhen. Sind auch die GOT und die GPT erhöht, deutet das auf eine handfeste Schädigung der Leber hin mit Zerstörung von Leberzellen. Wird der Alkoholkonsum konsequent eingestellt, erholt sich die Leber meist relativ schnell, innerhalb von circa zwei Monaten sind die Leberwerte wieder normal.

Was tun bei zu hohen Leberwerten durch Alkohol?

Da gibt es nur eins: Aufhören mit Trinken! Und das ist gar nicht so einfach, von den Alkoholikern schafft es höchstens jeder dritte. Und das trotz halbjähriger Entziehungskuren, die die Rentenkassen mit jährlich einigen Hundertmillionen Mark belasten. Die besten Ergebnisse erreichen noch die Selbsthilfegruppen.

Hier finden Sie Hilfe

Sollten Sie Probleme mit dem Alkohol haben, die Sie lieber mit fremden Leuten besprechen würden, so gibt es schon beinahe in jedem kleinen Ort Gemeinschaften der Alkoholiker-Selbsthilfe. Schauen Sie im Telefonbuch nach unter:

- Anonyme Alkoholiker,
- Blaues Kreuz,
- Kreuzbund,
- Guttempler und so weiter.

Sie lernen diese Leute nur mit einem Vornamen kennen; auch Sie können sich unter einem beliebigen Vornamen vorstellen. Die Mitglieder dieser Selbsthilfegruppen waren selbst Alkoholiker und kennen die Probleme besser als alle anderen, einschließlich der meisten Ärzte. Diese »trockenen« Alkoholiker bieten regelmäßige Zusammenkünfte an, bei denen im Einzel- oder im Gruppengespräch die Probleme eingehend besprochen werden.

Der Blutalkoholtest

Sich als Fahrzeuglenker unter Alkoholeinfluß im Straßenverkehr zu bewegen, das zählt wahrscheinlich zu den verantwortungslosesten menschlichen Verhaltensweisen überhaupt. Und all jene, die das tun, wollen natürlich eines nicht: erwischt werden. Was dann abläuft, ist jedem klar:
Zunächst wird ins »Röhrchen gepustet«. Dieses ist mit einer chemischen Substanz gefüllt, die sich mit dem Alkoholgehalt der Ausatemluft grün färbt. Inzwischen gibt es bereits Meßgeräte, die sogar die Alkoholkonzentration der Atemluft in Promille anzei-

gen. (Kaugummi kauen hilft übrigens absolut nichts!) Vor Gericht hat jedoch meist nur die Blutalkoholkonzentration Beweiskraft (zur Zeit liegt der Grenzwert bei 0,8 Promille). Deshalb wird bei Alkoholverdacht auch immer eine Blutprobe im Krankenhaus abgenommen. Diese Blutabnahme kann der Betreffende nicht verweigern! Zusätzlich wird der Arzt noch einige Koordinationstests durchführen. Bekannt sind der »Finger-zur-Nase«-Test sowie Geradeausgehen mit geschlossenen Augen.

Der alte Trick zu behaupten, man habe den Alkohol erst nach dem Unfall getrunken, zieht übrigens überhaupt nicht! In diesem Fall werden nämlich zwei Blutproben in kurzem Abstand abgenommen. Aus dieser Kurve läßt sich genau berechnen, wann der Alkohol getrunken wurde!

Die Blutfettwerte – so werden sie verständlich

Cholesterin – die totale Verunsicherung

Dauerbrenner in Zeitschriften, Buchhandlungen und Broschüren ist seit Jahren das Thema Cholesterin. Es ist schädlich, man soll es meiden, bekämpfen und so weiter. Allerdings: So einfach kann man das nicht sagen, vielmehr gibt es einiges zu beachten.

Einerseits wird Cholesterin vom Organismus benötigt. Es ist nämlich Bestandteil vieler Zellen, Hormone und der Verdauungssäfte. Andererseits kann es sich an den Gefäßwänden ablagern und damit Gefäßverengung (Arteriosklerose) und Herzinfarkt verursachen. Deswegen streiten sich die Wissenschaftler darum, ob nun Werte von 200, 220 oder bis 250 Milligramm pro Deziliter erlaubt sind. Die Landwirtschaft mit ihren Butter- und Milchprodukten führt mit der Margarine- und Speiseöl-Industrie eine publizistische Auseinandersetzung darüber, welche Produkte nun weniger cholesterinerhöhend sind. Und last, but not least haben andere Wissenschaftler herausgefunden, daß Menschen mit niedrigem Cholesterinspiegel häufiger an Krebs erkranken als solche mit höheren Werten.

Wenn also so viele »Fachleute« sich so unsicher sind, was richtig ist, verläßt man sich besser auf den eigenen Verstand.

Mit dem Cholesterin ist das nämlich so eine Sache. Es wird über die Nahrung – vor allem tierische Nahrungsmittel (pflanzliche enthalten im allgemeinen so gut wie kein Cholesterin) – aufgenommen. Nun sollte man meinen, daß über die Zusammensetzung der Nahrung allein bereits der Cholesterinspiegel zu steuern sei. Dem ist aber nicht so, weil nämlich der Körper und die Leber selbst Cholesterin bilden – und das nicht wenig! Das ist auch der Grund dafür, daß viele Menschen trotz aller Diäten und Kasteiungen beim Essen ihren Cholesterinspiegel nicht unter 200 Milligramm pro Deziliter senken können.

Mit welchen Werten kann ich leben?

Aus eigener Erfahrung weiß ich, daß mehr als die Hälfte aller meiner Patienten mit den Cholesterinwerten zwischen 200 und 250 Milligramm pro Deziliter liegen. Darunter viele sehr disziplinierte Menschen, die sich vernünftig ernähren. Bei diesen ist der Cholesterinspiegel genetisch auf den etwas höheren Wert eingestellt. Ich persönlich ziehe aus all dem folgenden Schluß: Im Idealfall sollte ein Cholesterinwert unter 200 Milligramm pro Deziliter angestrebt werden. Wer aber trotz vernünftiger Ernährung (Vollwertkost – wenig Fleisch – viel Pflanzliches) und ohne weitere Risikofaktoren (Übergewicht, Bewegungsmangel, Rauchen, Alkohol und so weiter) Cholesterinwerte bis 250 Milligramm pro Deziliter hat, kann völlig beruhigt sein. Er wird damit sicherlich genau so alt werden wie mit einem künstlichen Idealwert. Ein Kasteien, nur um eventuell diesen »Idealwert« zu erreichen, würde viel mehr schaden als nutzen.
Und da ist auch noch die Sache mit dem »guten« und dem »bösen« Cholesterin. Man kann nämlich das Cholesterin in zwei völlig unterschiedliche Fraktionen aufteilen.

Gesamtcholesterin
unter 200 Milligramm/Deziliter: ideal
circa 200–250 Milligramm/Deziliter: wenn keine weiteren Risikofaktoren, nur vernünftige Ernährung!

Das »gute« und das »schlechte« Cholesterin

Das HDL-Cholesterin (High Density Lipoprotein) ist das »gute« Cholesterin, weil es einen Schutzfaktor gegen Gefäßverkalkung und somit gegen den Herzinfarkt darstellt. Gut ist es, wenn der Wert bei Frauen über 45 Milligramm pro Deziliter, bei Männern über 35 Milligramm pro Deziliter liegt. Das »böse«, weil gefäßschädigende Cholesterin, nennt sich übrigens LDL-Cholesterin (Low Density Lipoprotein).

Der Cholesterin-Risiko-Quotient

Aus obigen Werten kann nun ein jeder seinen eigenen Risiko-Quotienten bilden. Dieser sagt uns, ob und wie stark jemand herzinfarktgefährdet ist.

Risiko-Quotient »Gesamtcholesterin/HDL«

Gute Werte:	Männer – bis 5
	Frauen – bis 4

Je höher dieser Wert ist, um so größer muß das Risiko einer Gefäßverkalkung und eines Herzinfarkts eingeschätzt werden.
Ein kleines Rechenbeispiel mag das verdeutlichen:
Angenommen, ein Patient hat ein Gesamtcholesterin von 230 Milligramm pro Deziliter und ein HDL von 50 Milligramm pro Deziliter.
Der Quotient ist dann: 230 : 50 = 4,6.
Damit besteht seitens des Cholesterins kein erhöhtes Risiko einer Gefäßverkalkung und eines Herzinfarkts.

Triglyceride – ein weiteres Blutfett

Eine weitere Unterfraktion der Blutfette sind die Triglyceride. Ihr gefäßschädigendes Potential scheint aber nicht so hoch zu sein wie das des Cholesterins. Jedoch sind hohe Triglyceridspiegel oft mit anderen Risikofaktoren wie Zuckerkrankheit, Gicht, Übergewicht, Bluthochdruck sowie Bewegungsmangel verbunden.

Hochgetrieben werden die Triglyceridwerte durch fette und süße Speisen sowie durch Alkohol.

Normalwert:
Triglyceride: bis 200 Milligramm pro Deziliter

Essen mit Vernunft

Es besteht heute zunehmende Einigkeit darüber, daß mit einer sachgerecht zubereiteten, vorwiegend pflanzlichen Kost die Anforderungen an eine zeitgemäße Ernährung, das heißt weniger Fett, Zucker, Salz und Alkohol, am ehesten erfüllt werden. Die ernährungsphysiologisch wertvollen Lebensmittel Gemüse, Obst und Vollkornprodukte, aber auch Kartoffeln, Hülsenfrüchte, Nüsse und Milchprodukte, ergänzt durch möglichst kalorienarme Getränke, bilden die Grundlage für diese Ernährungsweise. Diese Lebensmittelauswahl wird ergänzt durch kleinere Mengen an Eiern und Fleisch, vor allen Dingen aber Fisch. Wenn Sie diese Lebensmittel möglichst aus ökologischem Anbau, das heißt mit geringster chemischer Behandlung, erwerben und schonend zubereiten, haben Sie für sich und Ihre Familie das Beste getan, was heute auf dem Gebiet einer vernünftigen und gesunden Ernährung möglich ist.

Nierenwerte und Labor – trinken Sie genug?

Die beiden circa 10 Zentimeter langen Nieren liegen beidseits der Wirbelsäule am hinteren Rippenbogen. Tag und Nacht reinigen sie das Blut von Giftstoffen und Stoffwechselschlacken. Insbesondere die Abfallprodukte des Eiweißstoffwechsels, Harnsäure und Harnstoff werden über die Nieren ausgeschieden. Auch der gesamte Wasserhaushalt des Körpers wird von den Nieren geregelt, was in kleinsten Filterkanälchen mit 100 Kilometern Länge geschieht. Gehen die Nieren zum Beispiel nach schweren Entzündungen zugrunde, kann der Mensch ohne künstliche Niere nur wenige Tage überleben. Zwei Werte sind es vor allem, die über die Funktionstüchtigkeit der Nieren Auskunft geben: der Harnstoff und das Kreatinin.

Normalwert:
Harnstoff: bis 50 Milligramm pro Deziliter
Kreatinin:
Männer: 0,7 – 1,1 Milligramm pro Deziliter
Frauen: 0,6 – 0,9 Milligramm pro Deziliter

Wie bereits gesagt, stammt der Harnstoff aus dem Eiweißstoffwechsel und wird über die Nieren ausgeschieden. Steigt der Blutharnstoffwert an, kann das bedeuten, daß die Ausscheidungsfähigkeit der Nieren eingeschränkt ist. Welch gewaltige Reserven unsere Organe besitzen, zeigt die Tatsache, daß der Harnstoff erst ansteigt, wenn die Ausscheidungsfähigkeit der Niere auf über die Hälfte gesunken ist!

Aber auch andere Faktoren können den Harnstoffwert in die Höhe treiben: Schwere Verletzungen, Verbrennungen, Fieber und Infektionen, also alle Erkrankungen, bei denen eine Menge Körperzellen zerstört werden, führen zu erhöhten Harnstoffwerten. Bei Menschen, die viel Fleisch essen, sowie bei Bodybuildern mit ihren Eiweißpräparaten können die Harnstoffwerte erhöht sein!

Ein niedriger Harnstoffwert ist nicht krankhaft, tritt aber bei Eiweißmangel, verursacht durch strenge Fastenkuren, auf.

Das Kreatinin kommt in allen Muskelzellen vor, wo es als Energiespeicher dient. Ausgeschieden wird es über die Nieren, so daß der Blutspiegel sehr gut Auskunft über ihre Filtertätigkeit gibt.

Grob kann gesagt werden, daß bei einem verdoppelten Kreatininwert die Nieren nur mehr zu 50 Prozent arbeiten. Das ist insbesondere bei allen akuten und chronischen Entzündungen der Niere der Fall. Aber auch Muskelverletzungen, Prellungen, Quetschungen sowie Verbrennungen führen zu einer Erhöhung des Kreatininwerts. Große muskuläre Männer haben bereits von Natur aus einen erhöhten Kreatininwert.

Ein erniedrigtes Kreatinin hat praktisch keinen Krankheitswert.

Die Harnsäure – verantwortlich für Gicht

Harnsäure ist ein Abbauprodukt von sogenannten Purinkörpern, die in der Erbsubstanz und somit praktisch in jeder Körperzelle vorkommen. Aber auch durch unsere Nahrung nehmen wir täglich mehr oder weniger Harnsäure auf. Insbesondere im Fleisch und in Innereien ist viel Harnsäure enthalten, auch Alkohol treibt den Spiegel in die Höhe. Die Harnsäure wird über die Nieren sowie den Darm ausgeschieden.

Normalwert:
Harnsäure:
Männer: bis 7 Milligramm pro Deziliter
Frauen: bis 5,7 Milligramm pro Deziliter

Ist nun der Purinstoffwechsel gestört, wird entweder zuviel Harnsäure gebildet oder zuwenig ausgeschieden. In beiden Fällen kommt es zu einem Anstieg im Blut. Jetzt kann die Harnsäure auskristallisieren und lagert sich in den Gelenken (vor allem im Bereich des Großzehenballens) und in den Nieren als Steine ab. Ändert der Patient seine Lebensgewohnheiten nicht, werden die Gelenke sowie die Nieren irgendwann zerstört! Einen Gichtanfall vergißt man sein Leben lang nicht, er gehört zu dem Schmerzhaftesten, was es überhaupt gibt.
Gehen viele Körperzellen zugrunde, steigt der Harnsäurespiegel an. Insbesondere bei Krebspatienten, die mit Krebsmedikamenten (Zytostatika) behandelt oder bestrahlt werden, gehen natürlich massenhaft Krebszellen zugrunde. Auch einige weitere seltene Nieren- sowie Tumorerkrankungen erhöhen den Harnsäurewert. Vor allem aber wird er durch die Art der Ernährung beeinflußt. Sowohl das eine Extrem, radikale Abmagerungskuren als auch ein Zuviel an Fett, Fleisch und Alkohol können den Harnsäurespiegel in die Höhe treiben. Meist sind auch noch andere Risikofaktoren wie Übergewicht, erhöhter Blutfett- und Zuckerspiegel sowie hoher Blutdruck vorhanden.

Was tun bei hohen Harnsäurewerten (Hyperurikämie)?

Wenn man Bilder aus dem Mittelalter betrachtet, kann man bei den Porträtierten oft gichtartige Gelenkveränderungen erkennen. Auch damals war die Gicht schon eine Wohlstandskrankheit, bei Armen trat sie praktisch nie auf. So ist auch heute noch der erste Weg zur Besserung eine fett- und fleischarme Kost ohne Innereien und ohne Alkohol. Außerdem gibt es hochwirksame Medikamente, die entweder die Harnsäureproduktion des Körpers senken oder die Ausscheidung der Harnsäure erhöhen. Bei Abmagerungskuren muß immer viel Flüssigkeit getrunken werden, um die Nieren gut durchzuspülen und Harnsteine zu verhindern.

Bauchspeicheldrüse und Labor

Die Bauchspeicheldrüse (Pankreas) ist nach der Leber die zweitgrößte Verdauungsdrüse. Sie liegt im hinteren Bauchbereich etwa auf Höhe des Magens und ist über einen Gang mit dem Dünndarm verbunden. Hier hindurch werden die Verdauungssäfte transportiert, die die Nahrung im Dünndarm weiter abbauen. Bei der gefürchteten Entzündung der Bauchspeicheldrüse (Pankreatitis) wird die Drüse praktisch durch ihre eigenen Säfte »verdaut«!

Das Pankreas hat aber noch eine zweite, ganz wichtige Aufgabe. Hier werden nämlich die beiden Hormone Insulin und Glukagon gebildet, die den Blutzuckerspiegel

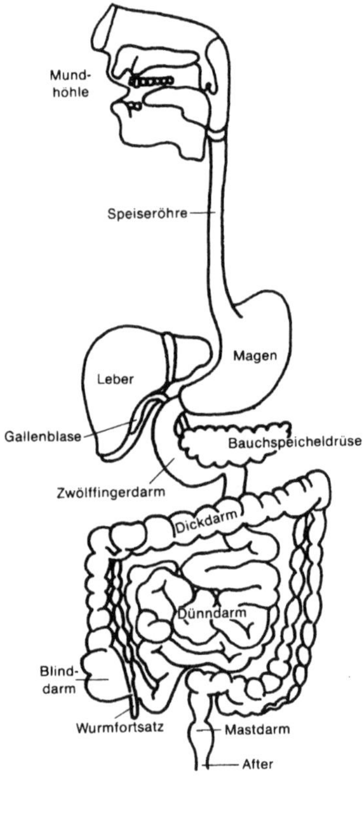

Der Weg der Nahrung durch das Verdauungssystem

regulieren. Deshalb bleibt sehr häufig als Folge von schweren Entzündungen die Zuckerkrankheit (Diabetes) zurück.
Bei einer Pankreaserkrankung sind in der Hauptsache zwei Enzyme im Blut erhöht: Amylase und Lipase – beides Enzyme, die zum Abbau von Zucker und Fett benötigt werden.

Normalwert:
Lipase: bis 190 U/Liter
Amylase: bis 125 U/Liter

Zur Bestimmung der Amylase gibt es verschiedene Methoden mit unterschiedlichen Normalwerten! Sie kann auch im Urin bestimmt werden.
Beide Werte sind bei einer Bauchspeicheldrüsen-Entzündung (Pankreatitis) stark erhöht. Als Ursachen der Erkrankung kommen Alkoholmißbrauch, Gallengangsteine sowie ein Virusinfekt in Frage. Da als anatomische Besonderheit der Gallengang zusammen mit dem Pankreasgang in den Dünndarm münden, können Gallensteine beide Gänge verschließen. Die rückgestauten Säfte verdauen dann praktisch die eigene Drüse.
Virusinfekte des Pankreas treten häufig bei jungen Menschen auf – ein Grund für den zunehmenden jugendlichen Diabetes!
Zur Diagnose von Pankreaserkrankungen eignet sich vor allem die Sonographie, Computertomographie sowie die ERCP, eine Kombination von Röntgen und Magenspiegelung.

Der Blutzucker – nicht immer nur süß!

Der im Blut kreisende Zucker stellt die am schnellsten zur Verfügung stehende Energiequelle des Menschen dar. Fällt er unter einen bestimmten Wert, zum Beispiel weil ein Diabetiker eine zu hohe Dosis seines »Zuckermedikaments« eingenommen hat, tritt schnell Bewußtlosigkeit und nach kurzer Zeit der Tod ein! Aber zu hoch darf der Blutzucker auch nicht steigen, ansonsten besteht Zuckerkrankheit (Diabetes) mit all ihren schlimmen Folgen. Denn unbehandelter Diabetes zerstört die Gefäße und führt langfristig zu Herzinfarkt, Beinamputation und Erblindung.

Normalwert:
Blutzucker: 70–110 Milligramm pro Deziliter
Blutzucker muß nüchtern gemessen werden!

Weil es also so wichtig ist, daß der Blutzucker immer in einer bestimmten Bandbreite gehalten wird, steht dem Körper ein empfindliches Regel- und Kontrollsystem zur Verfügung.
Steigt nach dem Essen der Blutzucker, wird in der Bauchspeicheldrüse das Hormon Insulin gebildet. Das bewirkt, daß Zucker aus dem Blut in die Zellen transportiert wird und der Blutspiegel fällt.
Umgekehrt wird bei körperlichen Anstrengungen, aber auch unter Streß Zucker verbraucht, der Blutspiegel sinkt ab. Nun wird, wieder in der Bauchspeicheldrüse, das Hormon Glukagon erzeugt, Zucker tritt aus den Zellen in die Blutbahn. Auch die Streßhormone Adrenalin und Kortison erhöhen rasend schnell den Blutzuckerspiegel. Zur Urzeit war dieser Mechanismus lebensrettend. Wenn der Ureinwohner plötzlich einem wilden Tier gegenüberstand, benötigte er sehr schnell große Energiereserven für die Flucht – eben Zucker. Heute führt dieser Mechanismus bei längeren Streßsituationen zum Herzinfarkt.

Insulinausschüttung
⇑
steigt

Blutzuckerspiegel

fällt
⇓
Glukagonausschüttung

Hormoneller Regelkreis des Blutzuckerspiegels

Diabetes vom Typ I und Typ II

Ist nun das Blutzucker-Regelsystem gestört, was fast ausschließlich das Insulin betrifft, liegt Zuckerkrankheit (Diabetes) vor. So kann zum Beispiel nach einem Virusinfekt, was häufig bei Kindern vorkommt, oder aber beim Alkoholiker die Bauchspeicheldrüse so stark geschädigt werden, daß kein Insulin mehr gebildet wird (Typ-I-Diabetes). Der Patient muß sich nun lebenslang das Insulin, am besten zweimal täglich, selbst spritzen. Früher wurde das benötigte Insulin aus den Bauchspeicheldrüsen von Schweinen gewonnen, heute wird es im Labor gentechnisch produziert. Inzwischen werden sogar Minipumpen entwickelt, die dem Diabetiker eingesetzt werden und ihm automatisch das benötigte Insulin zuführen! Für das Messen des Blutzuckerspiegels zu Hause gibt es einige gute Geräte auf dem Markt (siehe Seite 102).
Bei starkem Übergewicht durch unvernünftige Lebensweise, aber auch im Alter, kann das vom Körper gebildete Insulin nicht mehr ausreichen (Typ-II-Diabetes). Dieser relative Insulinmangel kann meistens mit blutzuckersenkenden Tabletten ausgeglichen werden. Da die Anlage dafür erblich ist, sind vor allem über Vierzigjährige mit starkem Übergewicht und Diabetes in der Verwandtschaft gefährdet. Der Patient bemerkt seinen Diabetes zuerst, weil er permanent unter unerklärlichem Durst und häufigem Wasserlassen leidet. (Der erhöhte Zucker im Blut wird zum Teil über die Nieren mit großen Mengen Urin ausgeschieden.)
Für Patienten, bei denen erhöhte Blutzuckerwerte festgestellt wurden, ist das A und O die Normalisierung des Körpergewichts über eine vernünftige Ernährung (siehe Kapitel über die Blutfettwerte S. 50) sowie viel Bewegung.

Aids – die tödliche Gefahr

Auslöser ist das HIV-Virus. Es befällt die menschlichen Abwehrzellen und schädigt sie so stark, daß der Organismus nicht mehr in der Lage ist, sich gegen Krankheitserreger zur Wehr zu setzen. Folge davon sind schwerste Infektionen, Lungenentzündungen und Hautausschläge bis hin zum Krebs. An der Luft überlebt das

Virus nur sehr kurze Zeit, da es äußerst empfindlich auf Umwelteinflüsse reagiert.
Da der Körper diesen Krankheiten schutzlos ausgeliefert ist, ist der Verlauf meist tödlich. Leider steht im Augenblick keine wirkungsvolle Behandlung oder Vorbeugung durch Impfung zur Verfügung.
Drei Übertragungswege sind bekannt:

- der ungeschützte Geschlechtsverkehr ohne Kondom,
- direkte Übertragung durch Blut (darunter fällt auch die Übertragung des HIV-Virus durch die infizierte Schwangere auf das Kind),
- Mehrfachverwendung von Spritzen und Nadeln durch Drogenabhängige.

Aids und Labor

Das große Problem ist, daß erst circa sechs Wochen nach der Ansteckung ein Nachweis möglich ist, weil erst jetzt im Blut Antikörper gebildet werden. Die Gefahr, daß ein Infizierter in dieser Zeit Blut spendet, ist bis heute noch nicht mit absoluter Sicherheit gebannt.
Nachgewiesen wird die Infektion mit dem HIV-Elisatest, der relativ zuverlässig ist. Trotzdem wird man bei positivem Ergebnis einen zweiten Test, den sogenannten Western Blot, durchführen, der auf einem völlig anderen Prinzip basiert. Erst wenn beide Tests positiv verlaufen, muß von einer Aids-Infektion ausgegangen werden. Aber auch jetzt muß die Erkrankung nicht unmittelbar ausbrechen, jeder zweite erkrankt erst nach zehn Jahren oder später. Die Bluttests führt jeder Hausarzt durch, beim Blutspenden erfolgen sie natürlich automatisch.
Es gibt in jedem Bundesland Aids-Beratungsstellen, die auch Adressen nennen, wo man völlig anonym einen Aids-Test durchführen lassen kann. Zentrale Auskunftsstelle:

Deutsche Aids-Hilfe
Nestorstraße 8-9
10711 Berlin
Tel.: 0 30/89 69 06-0

Geschlechtskrankheiten – Syphilis und Tripper

Nachdem diese Geschlechtskrankheiten im Mittelalter ganze Völker dahinrafften, wurden sie mit Einführung des Penicillins stark zurückgedrängt. In den letzten Jahren ist jedoch wieder ein Anstieg bei Geschlechtskrankheiten zu verzeichnen, vor allem aber treten immer mehr resistente Krankheitserreger gegen Penicillin auf!

Syphilis oder Lues ist eine ansteckende, phasenweise verlaufende Infektion, die unbehandelt über Jahre hinweg den gesamten Organismus zerstören kann.

Typisch ist der sogenannte Primäraffekt, ein schmerzloses, kleines Geschwür, das an der Eintrittsstelle des Erregers (Treponema pallidum) entsteht, also meist im Genitalbereich. Dieses heilt praktisch immer von selbst ab. Einige Wochen danach kommt es meist zu einem Hautausschlag, der aber auch in ähnlicher Form bei Allergien oder anderen Hautkrankheiten auftreten kann. Wichtig ist, daß die Krankheit möglichst früh erkannt und mit Penicillin behandelt wird.

Zu Beginn unseres Jahrhunderts wurden die ersten Nachweisreaktionen aus dem Blut Erkrankter entdeckt. Der bekannteste Test war die Wassermann-Reaktion, die bei Syphilispatienten positiv war. Daraus entstand übrigens der makabre (Mediziner-) Scherz: »Das einzig Positive an der Syphilis ist der Wassermann.« Heutzutage werden Weiterentwicklungen dieses Tests zum Nachweis verwendet. Die bekanntesten sind die Cardiolipin-Flockungsreaktion sowie der TPHA-Test.

Der Tripper

Der Tripper oder Gonorrhoe ist die am weitesten verbreitete Geschlechtskrankheit auf der Welt und wird durch Gonokokken-Bakterien übertragen. Zu den bekanntesten Symptomen zählt ähnlich wie bei einem Harnwegsinfekt das Brennen beim Wasserlassen. Typisch ist jedoch der gelblich eitrige Ausfluß, der bei der Frau relativ spät auftreten kann.

Der Nachweis erfolgt durch einen Abstrich, unter dem Mikroskop sind die Krankheitserreger gut sichtbar. Auch ein Bluttest steht zur Verfügung.
Die Behandlung erfolgt mit Penicillin, wobei der Sexual-Partner immer mitbehandelt werden muß, da erneute Ansteckung droht.

Pilzerkrankungen – stark im Kommen!

Wenn von Pilzkrankheiten (Mykosen) die Rede ist, denken die meisten an juckende und nässende Herde im Bereich der Füße und zwischen den Zehen. Und in der Tat gehören diese sehr anhänglichen Krankheitserreger zur Gruppe der Pilze. Leider beschränkt sich der Pilzbefall nicht nur auf den Bereich der Hautoberfläche oder der behaarten Körperbereiche. Tatsächlich befallen die Pilze auch den Verdauungstrakt, bei der Frau die Scheide und in seltenen Fällen sogar Organe wie die Nieren und das Gehirn.
Abgesehen vom Fußpilz, den man sich in der Sauna, in Hotelbadezimmern oder Schwimmbad holen kann, geht einem Pilzbefall meist eine Schwächung der Körperabwehr voraus. Nach einer antibiotischen Behandlung (zum Beispiel mit Tetracyclinen) tritt schon mal eine Darmmykose oder bei der Frau relativ häufig eine Scheidenmykose auf.

Wer ist besonders betroffen, und wie kann man Pilzinfektionen erkennen?

Patienten, die mit Krebsmedikamenten behandelt werden (Krebsmedikamente = Zytostatika schwächen die Abwehr), Asthmatiker, die Cortisonsprays benutzen (Cortison schwächt die Körperabwehr), oder auch Aids-Patienten (das Aids-Virus vernichtet die Körperabwehr) leiden häufig unter Pilzbefall im Mund sowie im Magen-Darm-Bereich. Auch Schwangere, Zuckerkranke (Diabetiker) und ältere Menschen werden oft von Pilzbefall geplagt. Aber Vorsicht: Bei einem Großteil der Erwachsenen, bei Kleinkindern sogar in der überwiegenden Mehrheit können Pilze in der Mundhöhle und im Darmbereich nachgewiesen werden. Somit kann man davon ausgehen, daß Pilze

erst dann zur Krankheit werden, wenn sie sich unkontrolliert vermehren und Krankheitszeichen (Symptome) auslösen.
Wenn auf der Haut rötlich schuppende Herde, die stark jucken, auftreten, denken die meisten an eine Pilzerkrankung. Bei Verdauungsbeschwerden wie Durchfällen, starken Blähungen und so weiter denken sogar die wenigsten Ärzte daran, daß sie auch einmal durch krankhafte Darmpilze (Hefepilze gehören zur normalen Darmflora) verursacht werden können – und das in den letzten Jahren mit steigender Tendenz.
Zum Nachweis kann man von der befallenen oder verdächtigen Körperregion einen Abstrich machen und unter dem Mikroskop beurteilen. Zur Sicherheit wird immer noch eine Pilzkultur auf einem Nährboden angelegt. Bei Pilzwachstum kann im Speziallabor die genaue Art des Pilzes festgestellt und somit ein gezielter Behandlungsvorschlag mit einem Pilzmedikament erstellt werden.

Schilddrüse und Labor

Die Schilddrüse, das sind zwei pflaumengroße Lappen, die sich unterhalb des Kehlkopfs beidseits der Luftröhre befinden. Sind diese Lappen bei einem Kropf (Struma) vergrößert, werden sie deutlich sichtbar. Wachsen sie in diesem Zustand nach innen, können sie die Luftröhre einengen – Atemnot ist die Folge. Die Größe und Ausdehnung kann übrigens sehr gut mit dem Ultraschallgerät (Sonographie, siehe Seite 85) dargestellt werden!
Die Schilddrüse wird als das »Gaspedal« des Körpers bezeichnet, von ihr hängt also in hohem Maße das Temperament des Betreffenden ab. Sie bildet die beiden Hormone Thyroxin (T4) sowie Trijodthyronin (T3), die den Stoffwechsel des Körpers beeinflussen. Gemessen wird meist nur das Gesamt-T4 sowie das freie, also nicht an Eiweiß gebundene FT4.

Normalwert:
Gesamt-T4: 5–12 Mikrogramm/Deziliter
freies FT4: 10–22 Pikogramm/Milliliter
(1 Pikogramm = 10^{-12} Gramm)

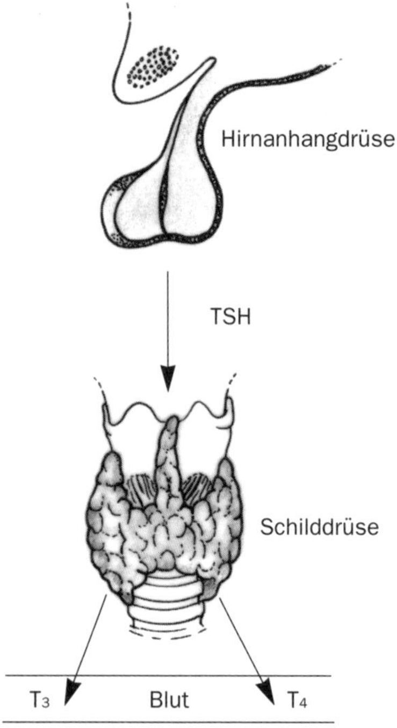

Hormoneller Regelkreis der Schilddrüse

Die Schalt- und Kommandozentrale für den Schilddrüsen-Hormonstoffwechsel befindet sich in der Hirnanhangdrüse (Hypophyse). Deren Hormon TSH (Thyreoidea stimulierendes Hormon) stimuliert die Schilddrüse, bei Bedarf T3 und T4 zu bilden.

Über- und Unterfunktion der Schilddrüse

Nun gibt es bekanntlich Menschen, deren Schilddrüse zuviel produziert (Hyperthyreose) und andere, die zuwenig Hormone produzieren (Hypothyreose). Beide sind sofort an ihren Charakteren zu erkennen. So ist es dem Menschen mit der Überfunktion ständig zu heiß, und er gehört zu den Glücklichen, die alles essen können, ohne dabei zuzunehmen. Nervosität, Hektik und Unruhe zeichnen ihn aus, er leidet sehr häufig unter Durchfällen sowie Herzjagen.

Umgekehrt ist es dem Menschen mit Schilddrüsen-Unterfunktion meist zu kühl, die Sprache und der gesamte Habitus sind verlangsamt. Bei hohem Schlafbedürfnis leidet er unter ständiger Müdigkeit.

Schilddrüsenüber- oder -unterfunktion hat übrigens recht wenig mit dem »bayerischen Wahrzeichen«, dem Kropf (Struma), zu tun. Der entsteht auf völlig anderem Wege: Zur Bildung von Schilddrüsenhormonen wird Jod benötigt. Wird dieses mit der Nahrung zu wenig angeboten (vor allem in Gebirgsgegenden,

weniger in Küstenländern), so reagiert die Schilddrüse mit Vergrößerung.
Die beste Vorbeugung gegen einen Kropf ist die Verwendung von jodiertem Speisesalz.

Rheuma und Labor

Zu den rheumatischen Erkrankungen wird eine Vielzahl von völlig unterschiedlichen Krankheiten gezählt. Wenn jemand behauptet, daß er Rheuma hat, dann schmerzen ihm meist die Muskeln und Gelenke, und er ist stark in seiner Beweglichkeit eingeschränkt. Man spricht inzwischen bei Rheuma von einer Volkskrankheit, weil die meisten Krankheitstage sowie Frühberentungen auf rheumatische Erkrankungen entfallen. Frauen sind wesentlich häufiger betroffen als Männer, der Erkrankungsgipfel liegt in der Altersgruppe der 40- bis 60jährigen.

Arthritis, Arthrose und rheumatisches Fieber

Grob unterscheiden kann man Erkrankungen, bei denen Schmerzen im Bereich der Muskeln und des Bindegewebes im Vordergrund stehen und solche im Bereich der Gelenke. Letztere unterscheidet man in die entzündlichen (Arthritis) und die durch Abnützung bedingten Formen (Arthrose). Für Arthrosen gibt es keinen laborchemischen Nachweis, hier ist das Röntgenbild erforderlich. Da die entzündliche Arthritis meist ihre Ursache im äußerst komplizierten, zum Teil noch nicht erforschten Fehlverhalten des Immunsystems hat, findet man dabei auch krankhafte Veränderungen im Blut.
Das klassische rheumatische Fieber war vor der Penicillin-Ära sehr häufig und wurde wegen seiner oft tödlichen Folge gefürchtet. Der Krankheitsverlauf spielt sich folgendermaßen ab:
Eitrige Mandelentzündungen im Kindesalter, die durch Bakterien (Streptokokken) verursacht werden, führten zum Gelenkrheumatismus sowie über Jahre hinweg zur Schrumpfung der Mitral-Herzklappe. Wenn die Herzklappe dann auf einen Durchmesser von unter 1 Zentimeter zusammengeschrumpft war (Normalweite etwa 5 Zentimeter), verstarb der Patient etwa

im Alter von 35 bis 40 Jahren. Seit Einführung des Penicillins können eitrige Mandelentzündungen sofort wirkungsvoll bekämpft werden. Die Folge ist, daß das rheumatische Fieber sowie die Herzklappenschrumpfung praktisch nicht mehr auftreten. Trotzdem wird man auch heute noch bei allen rheumatischen Erkrankungen den Titer auf Streptokokken (ASL-Titer) bestimmen. Er gibt Auskunft, ob bereits früher einmal ein schwerer Streptokokken-Infekt durchgemacht wurde.

Normalwert:
ASL-Titer: bis 200 U/Milliliter
(U = »units«, Einheiten, siehe Seite 112)

Ist dieser Wert erhöht, wird man eine Behandlung mit einem Antibiotikum (Penicillin) zur Abtötung eventuell noch vorhandener Streptokokken-Bakterien durchführen.
Heutzutage ist die chronische Polyarthritis (cP) die häufigste Form des Rheumas. Dabei sieht die körpereigene Abwehr die Gelenksinnenhaut als Fremdkörper an und versucht, sie zu vernichten. Folgen sind sehr schmerzhafte Schwellungen, die unbehandelt zur völligen Gelenkzerstörung führen können. Diese Fehlsteuerung der Körperabwehr findet auch im Blut ihren Ausdruck durch das Auftreten ganz spezieller Faktoren. Diese Rheumafaktoren sind manchmal auch bei schweren Rheumakrankheiten nicht nachweisbar und somit negativ!

Rheumafaktoren:
Latex-Test: Normal negativ
Waaler Rose-Test: Normaltiter: bis 1 zu 20

Antinukleäre Antikörper

Diese sind gegen eigene Körperzellen gerichtet und treten normalerweise bei Gesunden nicht auf. Nachweisbar sind sie bei vielen Autoimmunkrankheiten, bei denen sich die Körperabwehr gegen eigene Körperzellen richtet. Die Entstehung dieser Krankheiten ist noch weitgehend ungeklärt.

Normalwert:
ANA: Normaltiter: 0

Bei allen entzündlichen Rheumaformen ist übrigens die Blutkörperchensenkung (BKS) stark erhöht!

Die Urinuntersuchung – eine aussagekräftige Methode

Da mit circa 1,5 Litern Urin täglich viele körpereigene Stoffe ausgeschieden werden, lassen sich durch eine Analyse auch eine Menge Rückschlüsse auf den Organismus ziehen. Aber bereits die Farbe und der Geruch sagen schon einiges aus. So ist die Farbe meist goldgelb und wird um so heller, je mehr man trinkt. So sollte der Urin bei Reisen in heiße Länder und in die Tropen immer hellgelb sein – das sicherste Zeichen, daß ausreichend viel getrunken wird. Nimmt der Urin eine dunkle, trübe Farbe an und beginnt, scharf zu riechen, bedeutet das meist, daß zuwenig getrunken wird. Wenn dann noch Beschwerden dazukommen wie Brennen beim Wasserlassen oder häufiger ergebnisloser Drang, steckt wahrscheinlich ein Harnwegsinfekt dahinter. Da bei der Frau die Harnröhre aus anatomischen Gründen viel kürzer ist als beim Mann, tritt diese Infektion sehr viel häufiger bei Frauen auf.
Früher mußte der Urin relativ zeitaufwendig unter dem Mikroskop vom Arzt untersucht werden. Heute taucht man einen Teststreifen mit verschiedenen Farbfeldern in den Urin und bekommt durch den Vergleich mit einer Farbskala Antwort auf die verschiedensten Fragen. Die Untersuchung ist so einfach, daß sie von jedem Laien durchgeführt werden kann. Diese simple Durchführbarkeit hat den Vorteil, daß dieser Test bei einer

großen Anzahl von Menschen, zum Beispiel bei Vorsorgeuntersuchungen, schnell und preiswert angewendet werden kann. So gibt es Teststäbchen, mit denen man selbst feststellen kann, ob man zuckerkrank ist (zum Beispiel Glukotest®), ob man Eiweiß im Urin hat und somit einen Nierenschaden oder ob man einen Harnwegsinfekt hat. Alle genannten Fragestellungen sowie eine ganze Reihe weiterer beantwortet zum Beispiel der Combur 9-Teststreifen von Boehringer, den ein jeder rezeptfrei in der Apotheke kaufen kann.

Zucker und Eiweiß im Urin

Normalerweise befindet sich so gut wie überhaupt kein Zucker im Urin. Für den Organismus wäre es auch eine Verschwendung, den kostbaren Energielieferanten einfach wegzuschütten.
Steigt nun aber der Blutzuckerwert bei der Zuckerkrankheit (Diabetes) über etwa 160 Milligramm pro Deziliter, wird die Niere durchlässig, Zucker wird in den Urin ausgeschüttet und kann einfach mit dem Teststreifen nachgewiesen werden. Zu Beginn unseres Jahrhunderts war es übrigens eine durchaus gängige Methode, den Urin auf süßen Geschmack zu testen und damit eine Zuckerkrankheit festzustellen. Bekannt ist eine Anekdote über Prof. Sauerbruch, einen der berühmtesten deutschen Ärzte jener Tage.

Die Sauerbruch-Anekdote

Bei einer Visite am Bett eines Zuckerkranken zeigte der Professor die eben genannte Methode seinen Studenten. Grinsend steckte der berühmte Professor seinen Finger in den Urintopf des Patienten und leckte dann den Finger genüßlich ab! Nun forderte er seine etwa zehn Studenten auf, es ihm gleichzutun und den Test selbst durchzuführen. Mit mehr oder weniger großer Abscheu tat es ein jeder dem Professor nach – keiner wollte sich ja blamieren! Als alle damit fertig waren, sprach der Professor freundlich: »Meine Damen und Herren, Sie alle werden einmal gute Ärzte, weil Sie sich alle sehr gut überwinden können. Nur müssen Sie noch lernen, besser zu beobachten. Sonst hätten Sie gemerkt, daß ich den Zeigefinger eingetaucht und den Mittelfinger abgeleckt habe!«

Eiweiß im Urin

Auch Eiweiß (Protein, Albumin) hat normalerweise im Urin nichts zu suchen. Werden mit dem Teststreifen jedoch größere Mengen nachgewiesen, könnte eine Entzündung der Nieren dahinterstecken. Die müßte dann sofort beim Urologen weiter untersucht und behandelt werden. Auch wenn während einer Schwangerschaft Eiweiß im Urin auftritt, muß sofort der Arzt aufgesucht werden. Befindet sich Eiweiß nach anstrengender sportlicher Betätigung im Urin, ist das harmlos.

Der Harnwegsinfekt-Test zu Hause

Hier noch ein paar Informationen über die Diagnose eines Harnwegsinfekts mittels Teststreifen. Brennt es beim Wasserlassen und muß man oft zur Toilette laufen, ohne daß sich viel Urin entleert, steht die Diagnose Harnwegsinfekt eigentlich schon fest. Absichern kann man sich, wenn man ein geeignetes Teststäbchen (zum Beispiel Combur 9) in den Urin taucht und nach einer Minute abliest. Wenn sich die Testfelder »Nitrit« sowie »Leukozyten« (weiße Blutkörperchen) verfärben, ist ein Harnwegsinfekt so gut wie sicher. Wenn sich dann auch noch das Testfeld »Erythrozyten« (rote Blutkörperchen) verfärbt, ist der Infekt schon erheblicher Natur (außer eine Frau hat gerade ihre Periode und deshalb sowieso rote Blutkörperchen im Urin)!

Blut im Urin

Blut im Urin ist eigentlich immer ein Warnzeichen, das dringend kontrolliert werden sollte. So könnten Nierensteine, eine schwere Entzündung oder sogar einmal eine Krebsgeschwulst dahinterstecken. Nach Sportunfällen, Schlägen oder Tritten in die Nierengegend wird man immer zuerst mit Teststreifen nach Blut im Urin und somit einer Nierenverletzung suchen. Bei Sportlern, insbesondere bei Joggern, findet man häufig rote Blutkörperchen im Urin, ohne daß eine Krankheit besteht. Man sollte auch nie mit ganz leerer Blase laufen, da beim Joggen die Blasenwände »aneinanderschlagen« können und es so zu Blutungen kommt.

Stuhluntersuchung auf Blut

Im Bereich des Verdauungskanals gibt es sehr viele Möglichkeiten für Blutungen. Im Magen sind es vor allem Geschwüre, die zu schweren Blutungen führen. Im Darm und hier besonders im untersten Bereich (Dickdarm) sind Blutungen oft das erste Zeichen eines Darmkrebses. Und das nützt man natürlich für die Krebsfrüherkennung aus. In der Apotheke oder beim Arzt bekommt man dafür drei Briefchen (zum Beispiel Haemoccult®). Auf der einen Seite öffnet man ein Fenster, unter dem einige Felder zu sehen sind. Mit einem mitgelieferten Spatel werden kleine Stuhlproben entnommen und auf die Felder aufgetragen. Die Fenster werden nun wieder geschlossen und die Briefchen beim Hausarzt abgegeben. Dieser öffnet dann die andere Seite der Briefchen und tropft eine Entwicklerlösung auf die Stuhlproben. Verfärbt sich das Feld blau, dann befindet sich Blut im Stuhl – die Probe ist positiv! Jetzt wird der Arzt eine Darmspiegelung (Rektoskopie) zur genauen Abklärung der Blutungsquelle vorschlagen. Den »Blut-im-Stuhl-Test« können Sie jederzeit selbst durchführen, da man sowohl die Testbriefchen als auch die Entwicklerlösung mit einer genauen Gebrauchsanweisung in der Apotheke kaufen kann.

Die Farbe entscheidet

Man kann bereits mit bloßem Auge aus der Farbe von Blutauflagerungen im Stuhl eine ganze Menge Schlüsse ziehen. Ist der Stuhl pechschwarz und glänzend (sogenannter Teerstuhl), liegt die Blutungsquelle im obersten Abschnitt, also Speiseröhre, Magen oder Zwölffingerdarm. Kommt nämlich Blut mit der Salzsäure des Magens in Berührung, resultiert daraus die pechschwarze Farbe. Ist die Farbe bläulich-violett, also Venenblut, stammt es wahrscheinlich aus harmlosen Hämorrhoiden. Bei hellrotem, also arteriellem Blut gehört die Blutungsquelle in jedem Fall abgeklärt. Wer nach dem Genuß von Spinat, Roten Rüben oder Eisenpräparaten schwarzen Stuhl entdeckt, braucht sich keine Sorgen zu machen, denn das ist ganz natürlich.

Schwanger oder nicht – ein Stäbchen gibt Auskunft

Wer noch die nerventötende Warterei kennt, wenn bei einer Frau die Periode ausgeblieben war, kann den Wert der neuen Schwangerschaftstests erst richtig beurteilen! Denn bereits am Tag des Ausbleibens der Periode kann ein jeder selbst auf ganz einfache Weise feststellen, ob eine Schwangerschaft vorliegt oder nicht. Sie gehen in die nächste Apotheke und kaufen für circa 25 DM einen Schwangerschaftstest (zum Beispiel B-Test® Compact, Femtest® und so weiter).

Der Teststab wird nun für einige Sekunden in den Urinstrahl oder in ein mit Urin gefülltes Glas gehalten. (Am besten Morgenurin, muß aber nicht sein!) Nach einigen weiteren Minuten zeigt ein Testfeld das Ergebnis an; im Kontrollfeld ist zu sehen, ob der Test richtig durchgeführt wurde.

Und wie funktioniert das Ganze? Der weibliche Organismus bildet kurz nach dem Eintritt der Schwangerschaft das Schwangerschaftshormon HCG (humanes Chorion Gonadotropin). Dieses wird bereits am ersten Tag des Ausbleibens der Regel im Urin nachgewiesen. Verläuft der Test positiv, sollte baldmöglichst zur Kontrolle der Frauenarzt aufgesucht werden!

Beispiel für einen sehr einfachen Schwangerschaftsfrühtest zur Selbstdurchführung. Bereits ab dem Tag des Ausbleibens der Regel erhalten Sie in 3–5 Minuten das Testergebnis. Sie können den Test zu jeder Tageszeit durchführen, da Sie nicht unbedingt Morgenurin verwenden müssen.

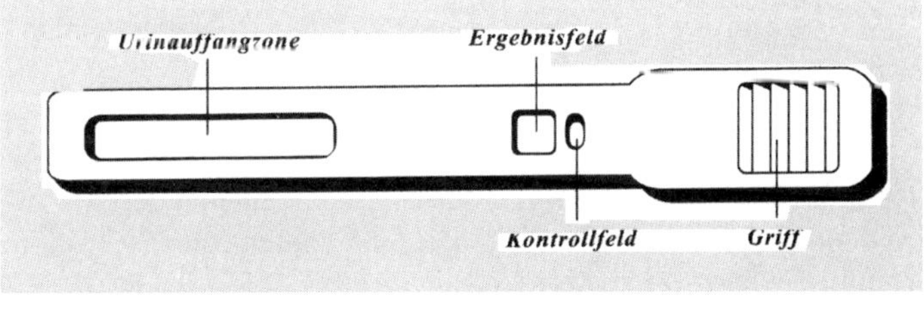

So funktioniert ein Schwangerschaftstest

Abb.: Roland Arzneimittel, Hamburg

Mineralien – Stoffe, aus denen »Power« kommt

Sitzt Ihr Kind öfters teilnahmslos zu Hause und hat zu nichts Lust, während die Nachbarkinder wie eine wilde Horde durch die Gegend tollen? Fühlen Sie sich manchmal abgespannt, obwohl die letzten Tage keineswegs anstrengend waren? Dann könnte durchaus ein Mangel an Mineralstoffen (Elektrolyte) dahinterstecken, denn das sind Substanzen, ohne die im Leben nichts läuft. Unterscheiden kann man dabei die Mengenelemente, die in großen Mengen im Körper vorhanden sind. Dazu zählen das Kalium, Natrium, Chlor, Magnesium und das Phosphor. Überall werden sie gebraucht, im Blut, in allen Körperzellen, in großen Mengen auch in den Knochen und den Zähnen. In allen Körperflüssigkeiten kommen sie in gelöster Form vor, als Elektrolyte, die jeder Sportler von den »Power-drinks« kennt. Wer beim Sport stark schwitzt sollte ebenso wie bei Durchfällen unbedingt die Elektrolyt- und Flüssigkeitsverluste ersetzen! Sehr gut geeignet ist Apfelschorle.

Das steckt in unserem Körper:

Kalzium:	1500 g
Phosphor:	750 g
Kalium:	150 g
Schwefel:	150 g
Natrium:	90 g
Chlorid:	75 g
Magnesium:	30 g

Elektrolyte werden im Routinelabor praktisch nie bestimmt. Bei unerklärlicher Müdigkeit und Schlappheit sowie bei Patienten, die mit Herzmedikamenten, blutdrucksenkenden oder wassertreibenden Mitteln behandelt werden, sollten die Elektrolyte regelmäßig kontrolliert werden.

Kalium

Dieser Mineralstoff ist zusammen mit Natrium für die elektrischen Vorgänge an allen Nerven- und Muskelzellen verantwortlich. Über die Nieren wird Kalium ausgeschieden, gesteuert wird das ganze durch das Hormon Aldosteron. Bananen sind besonders reich an Kalium. Ein sehr hoher, ebenso wie ein stark erniedrigter Kaliumspiegel hat tödliche Folgen – das Herz hört auf zu schlagen.
Blutdrucksenkende bewirken ebenso wie wassertreibende Mittel (Diuretika) oft einen Kaliummangel, ganz besonders jedoch geschieht dies durch Abführmittel. Dabei wird dann folgender Kreislauf in Gang gesetzt:
Die Darmträgheit wird mit Abführmitteln bekämpft, dadurch verliert der Körper Kalium. Der Darm wird durch Kaliummangel noch träger, was noch mehr Abführmittel erforderlich macht. Die Folgen sind verheerend.

Normalwert:
Kalium: 3,5–5,3 Millimol pro Liter

Natrium

Das Natrium, Bestandteil des Kochsalzes (Natriumchlorid = NaCl), ist vor allem für den Wasserhaushalt des Körpers verantwortlich. Gesteuert wird es durch ein Hormonsystem über die Nieren. Verliert der Körper Flüssigkeit, steigt der Natriumspiegel an und löst Durst aus. Umgekehrt wird bei Überwässerung die Natriumkonzentration absinken – vermehrte Urinausscheidung ist die Folge.
Eine salzreiche Ernährung bindet viel Flüssigkeit, macht durstig und kann den Blutdruck erhöhen. Empfohlen werden 3 bis 5 Gramm Salz pro Tag, bei Hochdruckkranken (Hypertonikern) noch etwas weniger. Der Pro-Kopf-Verbrauch bei unserer mitteleuropäischen Kost liegt jedoch locker bei täglich 15 Gramm und mehr!

Normalwert:
Natrium: 132–145 Millimol pro Liter

Magnesium

Es wird vor allem gebraucht, damit die Muskeln richtig arbeiten können. Folglich macht sich ein Mangel vor allem durch Muskelzittern und Krämpfe sowie Abgeschlagenheit bemerkbar. Hochleistungssportler benötigen besonders viel Magnesium. Getreide- und Milchprodukte, Gemüse, Hülsenfrüchte (Erbsen, Linsen, Bohnen) sowie Blattsalate sind reich an Magnesium.

Normalwert:
Magnesium: 0,65–0,90 Millimol pro Liter

Kalzium

Kalzium festigt nicht nur die Knochen in Verbindung mit Phosphat, auch im Übertragungssystem Nerven zu Muskel spielt es eine entscheidende Rolle. Entsprechend unterschiedlich sind auch die Folgen eines Kalziummangels, sie reichen von Muskelkrämpfen über »Kribbeln« in Händen und Füßen bis hin zum gefürchteten Knochenschwund – der Osteoporose.
Von den knapp 2 Kilogramm Kalzium befinden sich 99 Prozent in den Knochen, der Rest zirkuliert im Blut und wird über die Nieren ausgeschieden. Ein raffiniertes System mehrerer Hormone steuert den Blutspiegel, und je nach Bedarf wird Kalzium aus den Knochen abgebaut oder in den Knochen eingebaut. Östrogene, also weibliche Geschlechtshormone, verhindern den Abbau aus den Knochen. Das ist der Grund dafür, daß Frauen nach der Menopause, während der die Östrogenproduktion eingestellt wird, häufig an Osteoporose erkranken. Auch Medikamente, insbesondere das Cortison, können bei langjähriger Anwendung, zum Beispiel bei Rheumatikern und Asthmatikern, zur Knochenerweichung führen.

Die beste Vorbeugung gegen Knochenerweichung ist der Konsum von Milch und Milchprodukten. Bei einer Kalziumüberdosierung, zum Beispiel durch ein Zuviel an Kalziumpräparaten, können Nierensteine entstehen!

Normalwert:
Kalzium: 2,2–2,7 Millimol pro Liter

Osteoporose und Wechseljahre

Ab Mitte 40 kommen Frauen – übrigens auch Männer, wenn auch in anderer Weise – in die Wechseljahre. Die monatliche Periode wird seltener und hört schließlich ganz auf, und somit kann die Frau auch keine Kinder mehr bekommen. Der Körper produziert einige weibliche Geschlechtshormone, insbesondere Östrogene, nicht mehr in ausreichenden Mengen. Folgen davon sind die bekannten Hitzewallungen, Schweißausbrüche, Schlafstörungen sowie psychische Veränderungen. Die Haut verliert ihre natürliche Elastizität und wird dünner, die Schleimhäute können nicht mehr genügend Feuchtigkeit absondern, so daß es beim Geschlechtsverkehr zu Schmerzen kommen kann.
Leider bleibt es nicht bei diesen Äußerlichkeiten. Durch das Fehlen der Östrogene verändern sich die Blutfette, so daß das Herzinfarkt-Risiko bei Frauen deutlich ansteigt. Und da nicht mehr genügend Kalzium eingelagert wird, beginnen sich die Knochen langsam zu entkalken – die Folge davon ist die gefürchtete Osteoporose. Deren Kennzeichen ist der »Witwenbuckel«, der auf eine Zerstörung der Wirbelkörper zurückzuführen ist. Beispiele für Osteoporosefälle sind all jene alten Menschen, die im Straßenleben durch ihre stark gebeugte Statur auffallen.

Die Diagnostik der Osteoporose

Leider gibt es keine Laboruntersuchung, mit der man eine Osteoporose ganz einfach nachweisen könnte. Hierzu sind wir auf die Hilfe des Röntgens angewiesen. Jedoch ist dieses Verfahren, wie alle Röntgenuntersuchungen, mit Strahlenbelastung verbunden. Die Geräte der neuesten Generation (zum Beispiel DPX = Duale Photonen Absorptionsmessung) sind jedoch sehr strahlungsarm, so daß die Strahlenbelastung geringer ist als zum Beispiel bei einer Lungenaufnahme. Entscheidend bei dieser Untersuchungstechnik ist einerseits die Erfahrung des Arztes (Röntgenologen haben wohl die meiste) und andererseits die Höhe der Strahlenbelastung, die wesentlich vom Alter des Untersuchungsgerätes abhängt.

Hormone können helfen

Es ist eindeutig erwiesen, daß man durch die Zufuhr von Östrogenen und Gestagenen, zum Beispiel in Form von Tabletten, die Beschwerden der Wechseljahre lindern sowie der Osteoporose und dem Herzinfarkt-Risiko vorbeugen kann. Und auch der kosmetische Effekt stellt sich ein, die Kollagenfasern der Haut quellen, Falten glätten sich dadurch – die Haut wird wieder straffer. Als Alternative gibt es »Hormonpflaster«, die ihre Wirkstoffe regelmäßig über die Haut abgeben, sowie Depotspritzen, die mehrere Monate wirken. Die Hormonbehandlung wird am besten mit dem Einsetzen der Wechseljahre begonnen und über circa zehn Jahre durchgeführt. Ganz unumstritten ist die Hormonzufuhr aber auch nicht, weil das Risiko eines Brustkrebses dadurch eventuell erhöht werden kann. Sie sollten deswegen Ihre ganz persönliche Situation mit dem Frauenarzt besprechen!

Vorbeugung durch richtige Lebensweise

Das Osteoporose-Risiko kann man auch auf natürliche Art und Weise wesentlich vermindern. Grundlage dafür ist, daß dem Körper genügend Kalzium und Magnesium (etwa in Form von Milchprodukten und Gemüsen) zugeführt wird. Bei Frauen, die sich überwiegend vegetarisch ernähren, tritt Osteoporose wesentlich seltener auf. Und auch der Sport spielt eine wichtige Rolle: Durch regelmäßiges Bewegungstraining in Form von Laufen, Schwimmen, Aerobic und so weiter wird der Mineralgehalt der Knochen nicht nur gehalten, sondern sogar erhöht – das haben Untersuchungen eindeutig festgestellt. Wer etwa dreimal pro Woche Ausdauersport betreibt und sich vernünftig ernährt, braucht sicherlich keine Angst zu haben, jemals an Osteoporose zu erkranken!

Die Spurenelemente – viel Lärm um nichts?

Sie heißen so, weil sie wirklich nur in kleinsten Mengen im Körper vorkommen – trotzdem geht ohne sie so gut wie nichts. Sie sind Bestandteil von Hormonen und Enzymen, vor allem aber auch von Zellen der Immunabwehr. Als elektrisch geladene Teilchen übertragen sie Impulse und Reize, die lebenswichtige Funktionen wie den Herzschlag oder die Muskelkontraktionen steuern. Der Elektrolyt- und Wasserhaushalt sowie das Säure-Basen-Gleichgewicht im Organismus geraten aus den Fugen, wenn auch nur einer dieser lebensnotwendigen Stoffe fehlt!

14 Spurenelemente sind bekannt, die wichtigsten sind Eisen, Fluor, Zink, Jod, Selen. Mangelerscheinungen treten praktisch nur bei Eisen und Jod auf, bei vernünftiger Ernährung so gut wie nie. Bei regelmäßiger Fast-food-Ernährung ist Vorsicht geboten, sie führt zu Verschiebungen im Mineralstoff-Haushalt.

Einige Spurenelemente, zum Beispiel das Selen, werden immer wieder in der Regenbogen-Presse als Wundermittel hochgespielt. Es soll als Fänger von freien Radikalen, ebenso wie die Vitamine C und E, vor Krebs schützen.

Normalwert:
Eisen: 60–180 Mikrogramm/Deziliter

Eisen ist vor allem in grünen Gemüsen, Spinat, Kartoffeln, Vollkornbrot sowie im Fleisch vorhanden. Einem Jodmangel wird am einfachsten durch die Verwendung von jodiertem Speisesalz vorgebeugt. Vegetarier brauchen keine Sorge zu haben, sie sind mit allem reichlich versorgt. Nur bei ganz strengen Vegetariern, die neben Fleisch auch Milchprodukte und Eier völlig meiden, können Mangelerscheinungen auftreten.

Vitamine – Bausteine des Lebens

Obwohl wir manche Vitamine nur in Millionstel Gramm benötigen, sieht es bei einem Mangel gar nicht gut aus. Ohne Vitamine ist nämlich Leben nicht möglich. Normalerweise sind wir Mitteleuropäer ausreichend versorgt, Schwangere haben jedoch einen höheren Bedarf.

Bekannt sind die Vitamine A, C, D, E, K, die B-Familie (B1, B2, B6, B12) sowie die Folsäure.

Laborchemisch bestimmt werden vor allem das Vitamin B12 sowie die Folsäure, beide haben bei Magen-Darmerkrankungen sowie bei Anämie Bedeutung.

Müdigkeit, Infektionsanfälligkeit sowie schlechte Haut, Haare und Fingernägel sind Anzeichen für Vitaminmangel. Die Ernährung sollte aus viel frischem Obst, Salaten und Gemüse bestehen. Zusätzliche Vitamingaben sind sinnvoll bei Schwangeren, und dabei vor allem die Gabe von Folsäure.

Die technischen Untersuchungsverfahren

Alles über den Blutdruck

Damit das Blut all seine Transportaufgaben innerhalb des Organismus bewerkstelligen kann, werden die circa 5 Liter Blut des Menschen vom Herzen immer wieder durch den ganzen Körper gepumpt. Auf diese Art und Weise werden täglich circa 10 000 Liter Blut umgewälzt.
Um es ständig am Fließen zu halten, wird natürlich ein entsprechender Blutdruck benötigt. In den einzelnen Organen herrschen völlig unterschiedliche Druckverhältnisse; je weiter entfernt vom Herzen man mißt, um so geringer wird der Blutdruck. Aber auch an der Armschlagader, an der der Blutdruck normalerweise vom Arzt gemessen wird, schwankt er ständig. Er ist abhängig von der Tageszeit, dem Wetter und insbesondere der augenblicklichen Situation, das heißt, ob der Mensch unter Belastung, Aufregung, Streß, Ärger steht.
Auch fließt das Blut nicht gleichmäßig, sondern wellenförmig durch das Gefäßsystem. Jedesmal, wenn das Herz schlägt, sich der Herzmuskel also zusammenzieht, ist der Druck am höchsten (Systole). Wenn sich der Herzmuskel entspannt, das Blut aus den Venen angesaugt wird, ist das Wellental, der niedrigste Blutdruck, erreicht (Diastole).
Seit seiner Entdeckung vor 100 Jahren durch den italienischen Arzt Riva-Rocci wird der Blutdruck in Millimeter Quecksilbersäule (mm Hg) gemessen. Der systolische Wert wird dabei immer zuerst genannt, also zum Beispiel 130 zu 70 (130/70 mm Hg).

Niedrig – normal – hoch?

Die oben beschriebene Pumparbeit muß vom Herzen ununterbrochen geleistet werden, 24 Stunden täglich, ein ganzes Leben lang. Nachts, wenn der Blutdruck automatisch absinkt, weniger, bei Anstrengung, Streß oder Ärger, wenn der Blutdruck also an-

steigt, mehr. Immerhin ist diese Dauerleistung so hoch, daß bei einem Springbrunnen die Wasserfontäne beinahe 2 Meter hoch reichen würde.
Aus dem Gesagten ist leicht verständlich, daß ein niedriger Blutdruck trotz der oft unangenehmen Begleiterscheinungen, wie Schwindel sowie Mattigkeit, Herz und Gefäßsystem schont. Erhöhter Blutdruck ist währenddessen durchaus mit einer Pumpe zu vergleichen, die ständig auf Hochleistung arbeitet.
Nun stellt sich natürlich die Frage, welche Werte denn eigentlich normal sind? Das ist nicht so einfach zu beantworten, denn, wie bereits gesagt, schwankt der Blutdruck ständig und ist auch abhängig vom Lebensalter des Menschen. Als normal kann man folgende Richtwerte für den Blutdruck angeben:

Alter	**Blutdruck**
bis 10 Jahre	90/60 mm Hg
10–30 Jahre	110/75 mm Hg
30–40 Jahre	125/85 mm Hg
40–60 Jahre	140/90 mm Hg
über 60 Jahre	150/90 mm Hg

Als niedriger Blutdruck (Hypotonie) werden Werte unterhalb 110/60 mm Hg bezeichnet, über 160/95 mm Hg hinausgehende Werte als hoher Blutdruck (Hypertonie). Dabei wird vor allem der untere, der diastolische Wert beachtet, da dieser die Ruhe- und Erholungsphase des Herzens beschreibt und relativ wenig schwankt.
Den Blutdruck kann man übrigens ganz leicht selbst messen. Dafür gibt es elektrische Meßgeräte für circa 200 DM, die ganz einfach zu bedienen sind. Der neueste Clou ist ein elektronischer Blutdruckmesser, der wie eine Armbanduhr um das Handgelenk angelegt wird – einfacher geht es wirklich nicht mehr! (Siehe Seite 102)

Was zum Hochdruck führt

Nur in etwa 10 Prozent aller Fälle läßt sich eine Ursache für den Bluthochdruck finden. In der Hauptsache handelt es sich hierbei um Nierenkrankheiten sowie die Überfunktion der Schilddrüse. Wenn man diese Grunderkrankung ausheilt, normalisiert sich der Blutdruck umgehend. In der Mehrzahl aller Fälle kann man keine Ursache für die Hypertonie finden. Man weiß jedoch, daß eine Reihe von Risikofaktoren den Blutdruck in die Höhe treibt. Gegen Erbfaktoren kann niemand etwas unternehmen. Wer in seiner nahen Verwandtschaft Hypertoniker hat, muß auch bei sich selbst mit einem höheren Risiko rechnen. Daß seelische Belastungen und Streß zu hohem Blutdruck führen können, ist schon lange bekannt. Dabei sind es weniger die kurzzeitigen Streßsituationen als vielmehr der Dauerstreß ohne die Möglichkeit, sich seelisch und körperlich zu regenerieren. Umgekehrt kann man mit Entspannungsübungen den Blutdruck senken. Zwischen Übergewicht und Bluthochdruck besteht ein direkter Zusammenhang, Gewichtsabnahme senkt den Blutdruck umgehend.

Es gibt auf unserer Erde Völker, die zur Zubereitung der Speisen so gut wie kein Salz verwenden. Bei diesen Menschen ist hoher Blutdruck unbekannt. Somit sollte jeder Hypertoniker Salz soweit wie möglich von seinem Speisezettel streichen.

Ein Gläschen Sekt wirkt bei Menschen mit niedrigem Blutdruck oft Wunder. Wer jedoch regelmäßig mehrere Gläser Wein täglich konsumiert, läuft Gefahr, einen Hochdruck zu provozieren. Zudem ist der Alkohol eine echte Kalorienbombe.

Ähnlich sieht es mit dem Zigarettenrauchen aus, das ja einen der Hauptgründe für die Gefäßverengung (Arteriosklerose) darstellt. Die erste und wichtigste Maßnahme für den Hypertoniker besteht sicher darin, sich das Rauchen abzugewöhnen.

Die gefährlichen Folgen

Die einzige »positive« Eigenschaft des hohen Blutdrucks ist, daß man ihn ganz einfach feststellen kann. Jeder Erwachsene sollte sich deshalb ein- bis zweimal jährlich den Blutdruck messen lassen. Die Krankheit bereitet nämlich keine Schmerzen, und auch die typischen Beschwerden wie Schwindel, Schlaflosigkeit, Reizbarkeit, Ohrensausen und Herzklopfen treten nicht immer auf. Wird der Bluthochdruck über Jahre hinweg nicht erkannt, so können die Folgen gefährlich werden: Hier schlummert eine echte Zeitbombe!

Besonders die lebenswichtigen Organe Herz, Gehirn, die Nieren sowie das gesamte Gefäßsystem leiden unter hohem Blutdruck. Das Herz und das Gefäßsystem verschleißen sehr schnell, die Folgen sind Gefäßverengung (Arteriosklerose) sowie die Zivilisationskrankheit Nummer eins: der Herzinfarkt. Im Gehirn kann die völlige Verlegung oder der Einriß eines Hirngefäßes zum Schlaganfall mit all seinen gefürchteten Komplikationen wie Sprachstörungen und Lähmungen führen.

Was tun bei hohem Blutdruck?

Letzter Ausweg ist die lebenslange Einnahme eines Bluthochdruck-Medikamentes. Das ist aber bei den meisten Patienten gar nicht nötig, sie müßten nur ihre Lebensgewohnheiten ändern.

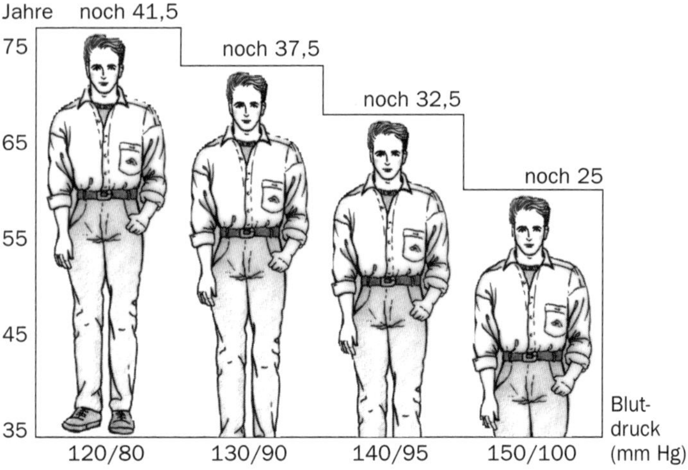

Die Lebenserwartung eines 35jährigen Mannes im Verhältnis zur Höhe des Blutdrucks

Zumindest ist es dadurch möglich, die Dosierung des Blutdruck-Medikamentes zu reduzieren. Geschenkt bekommt man das allerdings nicht, man muß schon selbst ein wenig dazu tun:

- Stellen Sie das Rauchen ein!
  Rauchen macht alle Blutgefäße kaputt und steigert somit den Blutdruck.
- Streben Sie Ihr Normalgewicht an!
  Sie können Ihr Normalgewicht ganz leicht mit der Formel »Körpergröße in Zentimetern minus 100 ist Normalgewicht in Kilogramm« selbst berechnen. Ein 1,80 Meter großer Mann darf danach 80 Kilogramm wiegen.
- Meiden Sie Alkohol!
  Alkohol ist einer der größten Blutdrucksteigerer überhaupt. Als Hochdruckpatient sollten Sie deshalb einen weiten Bogen drumherum machen. Ein halber Liter Bier, ein Schoppen Wein täglich sind jedoch erlaubt, zumindest dann, wenn der Patient sein Normalgewicht nicht wesentlich überschreitet.
- Meiden Sie Salz soweit als möglich!
- Meiden Sie Streß und Hetze, und gönnen Sie sich ausreichend Schlaf und Erholung!

Die Herzstromkurve – das EKG

Unser Herz hat eine enorme Arbeit zu leisten, es hält den gesamten Blutkreislauf aufrecht und ver- wie entsorgt damit unseren Organismus. Was aber treibt unser Herz an? Ein kleiner Impulsgeber, der regelmäßig elektrische Ströme aussendet. Bei jedem dieser Stromschläge zieht sich das Herz zusammen und wirft das Blut in unser Gefäßsystem aus. Gesteuert wird alles durch das Nervensystem, so daß bei Aufregung und Anstrengung das Herz schneller schlägt, in Ruhe und beim Schlafen langsamer. Diese Stromkurve kann man ganz einfach messen, indem man an den Armen und Beinen sowie am Brustkorb kleine Ableitungselektroden aufklebt.

Der erfahrene Arzt kann aus der Herzstromkurve eine ganze Reihe wichtiger Schlüsse ziehen: Schlägt das Herz regelmäßig oder bestehen Rhythmusstörungen, liegen Durchblutungsstörungen vor oder ist sogar ein Herzinfarkt abgelaufen, ist das

Beispiel Normale Herzstromkurve

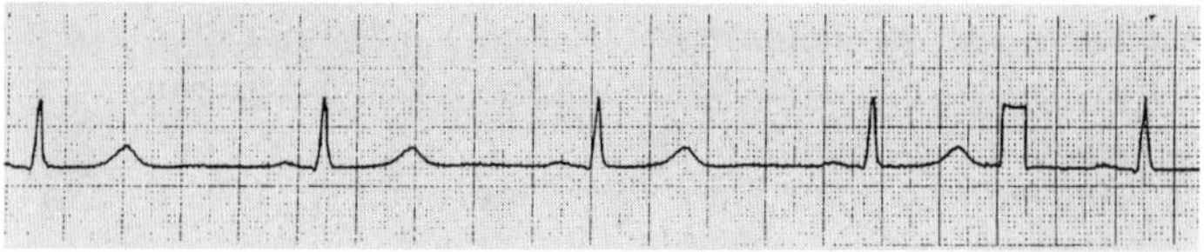

Herz normal groß oder vergrößert? Diese ganz wichtigen und eine Reihe weiterer Fragen können durch das völlig ungefährliche und nicht belastende EKG beantwortet werden.

Das Belastungs-EKG

Dabei wird der Patient mit Hilfe eines Fahrrads, an dem man den Tretwiderstand einstellen kann, langsam an seine Belastungsgrenze herangeführt. Aus den dabei gemessenen Puls- und Blutdruckwerten sowie der simultan aufgezeichneten Herzstromkurve (EKG) können sehr genaue Rückschlüsse auf die Leistungsfähigkeit des Betroffenen gezogen werden. Außerdem kann bei bestimmten Veränderungen im EKG der Verdacht auf

Notfall-EKG: Herzstromkurve bei Herzrhythmusstörungen (Beispiel 1)

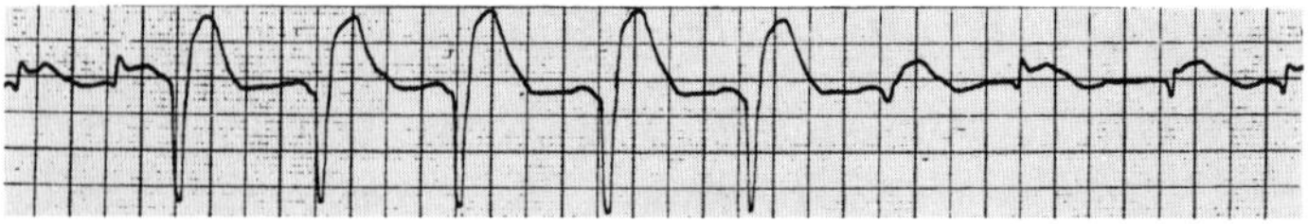

(Beispiel 2)

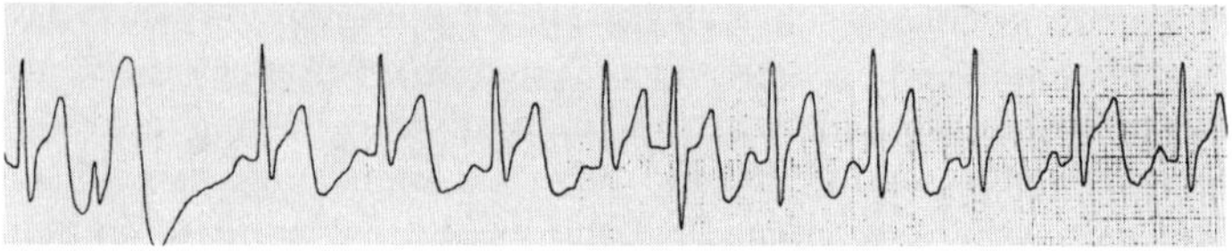

(Beispiel 3)

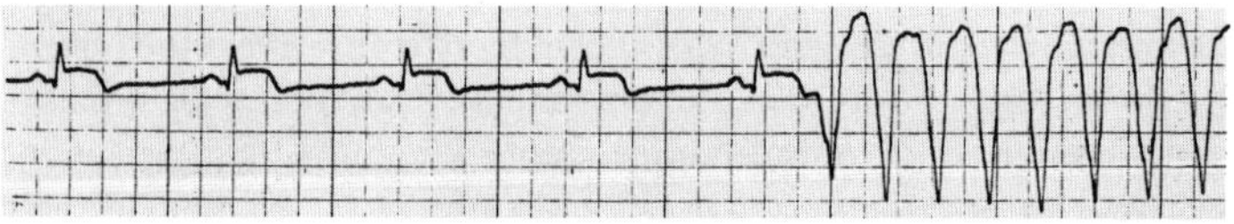

eine Verengung der Herzkranzgefäße erhärtet werden. Das Belastungs-EKG hat meist nur dann einen Sinn, wenn der Betreffende wirklich an seine Belastungsgrenze herangeführt wird. Dabei können bei schwer Herzkranken in ganz seltenen Fällen Komplikationen auftreten. Das Belastungs-EKG ist nach wie vor eine der aussagekräftigsten Methoden, um bei Sportlern die Leistungsfähigkeit zu testen.

Das Langzeit-EKG

Dabei wird das EKG des Patienten über einige Tage und Nächte hinweg aufgezeichnet. Drei kleine Elektroden werden auf den Brustkorb aufgeklebt und mit dem Aufzeichnungsgerät verbunden. Dieser »Kassettenrecorder« in der Größe eines Walkman wird am Hosengürtel befestigt und stört somit überhaupt nicht. Unregelmäßiger Herzschlag (Rhythmusstörungen), der während der Nacht oder bei bestimmten Tätigkeiten auftritt, kann mit dem Langzeit-EKG gut nachgewiesen werden.

Die Ultraschall-Untersuchung (Sonographie)

Die Sonographie arbeitet mit Schallwellen, wie sie auch bei der menschlichen Sprache auftreten. Nur ist die Frequenz so hoch, daß wir sie nicht mehr hören können. Wenn diese Schallwellen auf Strukturen unterschiedlicher Dichte treffen (zum Beispiel verschiedene Organe, Blutgefäße), werden sie reflektiert. Derselbe Schallkopf, der die Wellen aussendet, nimmt die Reflexionswellen wieder auf. Ein Computer berechnet daraus ein Schnittbild durch die beschallte Körperebene. Die Ultraschall-Untersuchung, die völlig schmerzfrei und ungefährlich ist, verdrängt in immer höherem Maß die Röntgenuntersuchung. Die Methode wird als so unschädlich angesehen, daß sie sogar bei schwangeren Frauen zum regelmäßigen Vorsorgeprogramm gehört. Man kann damit bereits nach kürzester Zeit feststellen, ob das Ungeborene Mißbildungen aufweist, ob es sich um Zwillinge handelt und welche Lage das Kind im Mutterleib einnimmt.

Eine vielseitige Methode

Aber auch Organuntersuchungen kann man mit der Ultraschall-Methode vornehmen und Fragen nachgehen, wie »Liegt ein Herzfehler vor?«, »Zeigen die Gefäße eine Verengung?«, »Kann man Krebsansiedelungen in der Leber feststellen?«, »Birgt die Niere Nierensteine?«, »Leidet der Patient an einem Gallenstein?«, »Liegen Zysten in der weiblichen Brust vor?«, »Zeigt die Schilddrüse Anzeichen von Veränderungen?«. Aber auch bei Hüftgelenks- oder Knieschäden wird die Sonographie herangezogen. Lediglich mit Luft gefüllte Hohlorgane wie der Magen-Darm-Trakt oder die Lunge sind nicht darstellbar, weil Luft die Schallwellen total reflektiert und alle dahinter liegenden Strukturen auslöscht.

Die Durchführung:

Die Haut wird mit einem hautfreundlichen Kontaktgel eingepinselt, danach wird der Schallkopf aufgesetzt. Und schon erscheint auf dem Monitor das Bild der beschallten Körperregion. Die größte Routine im Sonographieren haben wohl die Spezialisten in ihren Fachgebieten (zum Beispiel Urologen, HNO-Ärzte), ansonsten Ärzte, die sehr viel sonographieren, wie Gastro-Enterologen oder Röntgenologen.

Die Computertomographie (CT)

Bei der Computertomographie tastet ein eng begrenzter Röntgenstrahl kreisförmig das Körperinnere ab. Aus Millionen von Einzeldaten setzt nun ein Computer ein optisches Schnittbild des Körpers zusammen, und zwar von jeder beliebigen Partie. Die Röntgenbelastung ist, bedingt durch die kurze Belichtungszeit und den scharf gebündelten Röntgenstrahl, relativ gering. Die Aussagekraft ist durch das sehr hohe Auflösevermögen (es können krankhafte Veränderungen bis zu einem Durchmesser von einem Millimeter dargestellt werden!) äußerst hoch. Da ein solches Gerät sehr kostspielig ist, sind nur wenige Zentren damit ausgestattet, was den Vorteil hat, daß diese Leute sehr viel Erfahrung besitzen. Leider sind die Kosten (je nach untersuchtem Organ mehrere hundert Mark) relativ hoch. Die Computertomographie stellt augenblicklich bei vielen Erkrankungen die sicherste und modernste Untersuchungsmöglichkeit dar. Insbesondere die Krebsdiagnostik wurde durch die Computertomographie einen Riesenschritt vorwärts gebracht. Die Erfinder wurden dafür mit dem Nobelpreis ausgezeichnet.

Die Durchführung:

Im Liegen wird ein ringförmiges Aufnahmegerät über den Patienten geschoben, die Untersuchung dauert nur wenige Minuten und ist völlig schmerzfrei.

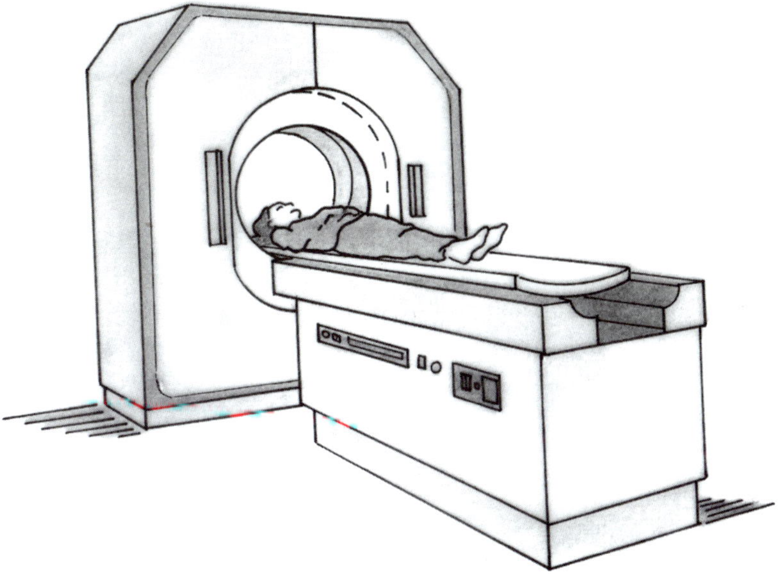

Das »Arbeitsfeld« des Computertomographen beträgt etwa 20–30 Zentimeter, das heißt, der Patient wird wie durch ein Tor hindurchgeschoben.

Die Kernspintomographie (NMR-Tomographie)

Hier handelt es sich um ein relativ neues, computergestütztes Verfahren zur Herstellung von Schnittbildern des Körpers. Dabei wird durch einen Riesenmagneten ein starkes Magnetfeld auf den Körper erzeugt. Gemessen werden elektromagnetische Wellen, die der Körper aussendet, wenn die Wasserstoffatome der Organe einen »Kernspin« erzeugen. Für das genaue Verständnis der Methode wären sicher ein paar Semester Physik- und Chemiestudium von Vorteil. Wichtig für uns ist, daß keinerlei Röntgenstrahlung auf den Patienten einwirkt. Das Magnetfeld sowie die Hochfrequenzfelder, mit denen das Verfahren arbeitet, sind nach unserem heutigen Kenntnisstand harmlos.
Die Kernspinresonanz-Tomographie liefert ähnlich gute Ergebnisse wie die Computertomographie, insbesondere auch in der Krebsdiagnostik. Für Abbildungen des Gehirns, des Zentralnervensystems, der Wirbelsäule, der Knochen und Gelenke gibt es augenblicklich kein besseres Verfahren. Da es wegen der hohen Gerätekosten nur an sehr wenigen Zentren durchgeführt wird, haben die Betreiber auch sehr große Erfahrung.

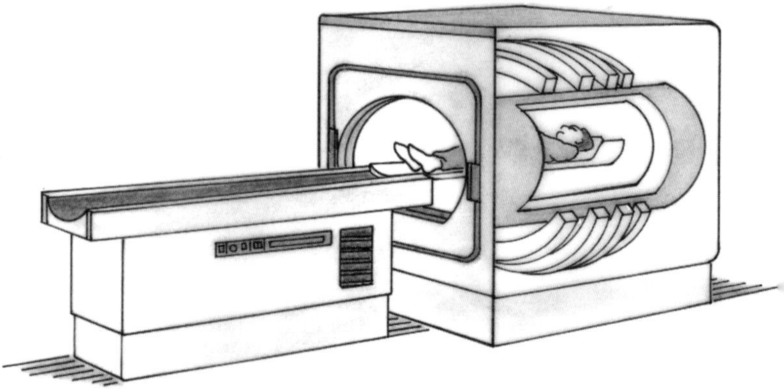

Im Kernspintomographen verschwindet der Patient fast vollständig. Der gesamte Körper ist von Magnet- und Hochfrequenzfeldern umgeben.

Die Durchführung:

Der liegende Patient wird in eine enge Röhre geschoben. Die Untersuchung dauert nur wenige Minuten und ist völlig schmerzfrei. Lediglich Herzschrittmacher-Patienten sowie Menschen mit Metallteilen im Körper sind von dieser Untersuchungsmethode ausgeschlossen.

Die Koronarangiographie

Spätestens nach einem überstandenen Herzinfarkt, oft jedoch schon bei wiederholten unklaren Herzschmerzen wird man die Durchführung einer Koronarangiograhie, im Volksmund als Herzkatheteruntersuchung bekannt, vorschlagen. Die Herzkatheteruntersuchung ist die einzige Möglichkeit, definitiv und sehr exakt Auskunft über den Zustand der Koronararterien zu bekommen. Sie wird während eines etwa dreitägigen stationären Aufenthalts an spezialisierten kardiologischen Zentren durchgeführt.
Bei der Herzkatheteruntersuchung wird über eine Oberschenkelarterie unter Röntgenkontrolle eine Sonde bis in die linke Herzkammer vorgeschoben. Die Sondenspitze wird in die von dort abgehenden Herzkranzgefäße eingelegt, ein Röntgenkontrastmittel wird in die Herzkranzarterien eingespritzt, wobei man jetzt auf dem Röntgenbild ganz genau Durchmesser und Zustand der Herzkranzgefäße fotografieren, ja sogar filmen kann. Dabei kann natürlich eine Reihe von Komplikationen auftreten, auf die ich hier nicht näher eingehen will. Der die Untersuchung durchführende Arzt ist gesetzlich dazu verpflichtet, Sie vor dem Eingriff auf jede dieser möglichen Komplikationen aufmerksam zu machen.

Der Blick ins Körperinnere

Mit einigen besonderen technischen Methoden sind heute Untersuchungen durchführbar, die früher kein Mensch für möglich hielt. Selbst Krankheitsherde, die im Innern von Organen oder gar Gelenken liegen und aufgrund ihrer Position mittels anderer Verfahren nur schwer oder überhaupt nicht aufzuspüren sind, können heute mit relativ problemlosen Verfahren ausfindig gemacht werden. Der Arzt ist dabei in der Lage, nicht nur die Ausbreitungsdimension und -wege einer Erkrankung zu erkennen, sondern auch das Stadium der Entwicklung.

Die endoskopischen Verfahren (Spiegelungen)

Bei der Endoskopie wird ein flexibles, dünnes Glasfiberrohr in ein Hohlorgan (zum Beispiel Darm) geschoben und das Innere dieses Hohlorgans mittels einer Optik betrachtet. Zugleich kann man mit einer feinen Zange von verdächtigen Bezirken kleine Gewebsproben entnehmen, um sie unter dem Mikroskop zu untersuchen. Weit verbreitet sind Magen- und Darmspiegelungen sowie die Bauch- und Lungenspiegelung. Auch das Innere der großen Gelenke kann mit dieser Technik eingesehen und operiert werden (Kniegelenk!).

Die Fachbegriffe:

- Gastroskopie = Magenspiegelung
- Koloskopie/Rektoskopie = Darmspiegelung
- Laparaskopie = Bauchspiegelung
- Bronchoskopie = Lungenspiegelung
- Zystoskopie = Blasenspiegelung
- Arthroskopie = Gelenkspiegelung

Wenn bei Ihnen eine Spiegelung vorgesehen sein sollte, muß Sie der Arzt eingehend über die Risiken aufklären. Diese bestehen in der Hauptsache in Verletzungen und Blutungen, in einigen wenigen Fällen wurde das untersuchte Organ, zum Beispiel der

Magen oder Darm, durchstoßen. Auch können mit dem Gerät Krankheitserreger ins Körperinnere eingeschleppt werden, was zu Infektionen führen kann. Andererseits haben Sie bei Spiegelungen keinerlei Strahlenbelastung. In einem Arbeitsgang werden Gewebsproben entnommen oder auch kleinere operative Eingriffe vorgenommen.
Da Spiegelungen meist von Spezialisten durchgeführt werden, haben die Untersucher große Erfahrung. In diesem Falle handelt es sich um eine relativ ungefährliche, hoch aussagekräftige und für den Patienten nicht sehr belastende Untersuchung. Endoskopische Verfahren nehmen an Bedeutung rapide zu und haben gewisse Röntgenuntersuchungen, zum Beispiel Kontrastaufnahmen, schon weitgehend verdrängt.

Die Gastroskopie

Wenn Ihnen der Magen über längere Zeit hinweg Probleme bereitet, wird Ihnen der Arzt eine Magenspiegelung (Gastroskopie) anraten. Durch ein fingerdickes, etwa 120 Zentimeter langes, flexibles Glasfiberrohr kann er nämlich die Speiseröhre, den Magen bis hin zum Zwölffingerdarm genau »unter die Lupe« nehmen. Entdeckt er eine verdächtige Stelle, zum Beispiel eine Entzündung oder ein Geschwür, wird daraus mit einer winzigen Zange ein Gewebestückchen entnommen, das unter dem Mikroskop untersucht wird. Hinter jedem Geschwür kann sich auch ein Krebs befinden, was nur durch die Untersuchung einer Gewebeprobe nachgewiesen werden kann!

Die Durchführung:

Der Patient erscheint morgens nüchtern in der Praxis, die Untersuchung dauert etwa zehn Minuten. Magenpatienten, die schon oft gastroskopiert wurden, schlucken den Schlauch meist völlig problemlos. Ängstliche Patienten erhalten ein Beruhigungsmittel sowie einen Spray, der die Rachenhinterwand betäubt und somit jeden Würgereiz ausschließt.

Das sollten Sie bedenken

Eine vorhergehende Röntgenaufnahme des Magens ist meist völlig überflüssig und stellt eine erhebliche Strahlenbelastung dar. (Eine Magenspiegelung ist damit fast nie zu umgehen!)
Die Komplikationsrate ist zwar gering, trotzdem gibt es Todesfälle als Folge einer Magenspiegelung. Herz-Kreislauf-Probleme sowie Verletzungen bis hin zur Durchstoßung der Speiseröhre oder der Magenwände (Perforation) sind die Hauptkomplikationen. Dennoch wird man in den meisten Fällen für eine Untersuchung stimmen, denn die Heilungserfolge sprechen für sich. Ein Beispiel: In Japan, wo der Magenkrebs an erster Stelle aller Krebserkrankungen steht (Essen von ungeschältem Reis), ist die Vorsorge-Magenspiegelung perfektioniert worden. Sie läuft ähnlich ab wie bei uns früher die Röntgenreihenuntersuchung, das heißt, die Ärztegruppen ziehen durchs Land und führen bei allen Bewohnern regelmäßig Magenspiegelungen durch. Eine fantastische Heilungsquote (40 Prozent! Deutschland 20 Prozent) ist der Lohn für diesen riesigen Aufwand. Als geheilt gilt ein Krebskranker, wenn er fünf Jahre lang überlebt hat, ohne daß der Krebs erneut aufgeflammt wäre.

Die Spiegelung des Dickdarms

Die große Mehrheit aller Darmkrebse befindet sich im Dickdarm, der ausgehend vom After etwa 2 Meter Länge erreicht, bevor er in den etwa 4 Meter langen Dünndarm übergeht. Und der vorderste Teil des Dickdarms ist es, auf dem sich ein Großteil aller Dickdarmkrebse bildet. Deshalb ist bei der Krebsvorsorgeuntersuchung die Austastung des Anus durch den Arzt so wichtig. Bei allen unklaren Darmbeschwerden, aber auch bei verdächtigen Befunden der Krebsvorsorgeuntersuchung (Blutnachweis auf dem Teststreifen, siehe S. 70) wird der Arzt als nächstes die Darmspiegelung vorschlagen. Die drei Verfahren, die dafür zur Verfügung stehen, unterscheiden sich lediglich darin, wieweit das Instrument vom After aus in den Darm vorgeschoben wird:
- Proktoskopie: circa 12 Zentimeter Reichweite,
- Rektoskopie: circa 30 Zentimeter Reichweite,
- Koloskopie: bis circa 2 Meter Reichweite.

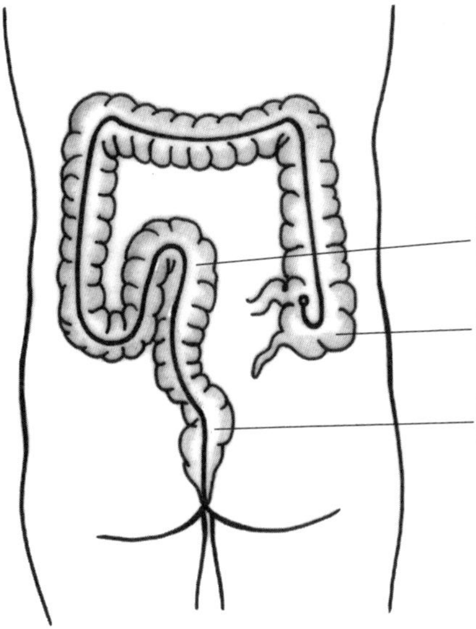

Endoskopische Untersuchungen des Darms

Zur Vorbereitung bekommt der Patient Abführmittel sowie am Vortag einen Einlauf, damit der Darm am Untersuchungstag möglichst sauber ist. Zur Untersuchung wird ein spezieller Stuhl verwendet, auf dem der Patient knieend und auf die Ellenbogen gestützt gelagert wird. Ist der After oder die Darmschleimhaut entzündet, kann die Untersuchung recht unangenehm und schmerzhaft sein. Ganz entscheidend hängt die Schmerzhaftigkeit davon ab, ob der Patient entspannt oder recht verkrampft ist. Eine Spritze, die entkrampft und leicht müde macht, kann dabei gute Dienste leisten.

Die Proktoskopie und die Rektoskopie

Bei der Proktoskopie sowie der Rektoskopie wird ein starres Metallrohr 10–30 Zentimeter weit in den Dickdarm vorgeschoben. In diesem Bereich finden sich die häufigsten Blutungsquellen,

Hämorrhoiden, aber auch eine Großzahl aller Darmkrebse. Durch Einblasen von Luft wird nun der Darm entfaltet und kann sehr gut untersucht werden. Hämorrhoiden werden verödet, aus verdächtigen Bezirken kann eine Probe zur mikroskopischen Untersuchung entnommen werden.

Die Koloskopie

Bei der Koloskopie kann der gesamte Dickdarm bis hin zum Dünndarmübergang untersucht werden. Das Koloskop ist ein 2 Meter langer, fingerdicker, extrem flexibler Glasfiberschlauch, der sich auch um die Biegungen der Darmschlingen windet. Man kann damit auch Polypen abtragen, die ja die Vorstufen des Darmkrebses sein können.
Leider ist diese Untersuchungsmethode auch nicht ganz ohne Risiko. Bei einigen wenigen Patienten ist es zu Komplikationen wie Durchstoßen der Darmwand oder schweren Blutungen gekommen.

Die Gelenkspiegelung (Arthroskopie)

Die Arthroskopie des Kniegelenks, in geringem Umfang auch des Schulter- und Ellenbogengelenks, hat in den letzten Jahren einen Riesenaufschwung erlebt. Knorpel-, Meniskus- oder Bandschäden konnten früher nur in einem sehr komplizierten Röntgenverfahren, sehr oft aber auch gar nicht sicher festgestellt werden. Bei einem zweiten Termin wurde dann das Gelenk operiert und der Schaden behoben.
Abgesehen von den vielen Komplikationsmöglichkeiten (Vollnarkose, Infektionen und so weiter) hatte das Verfahren immer einen mehrwöchigen Krankenhausaufenthalt zur Folge. Das alles geht heute in endoskopisch arbeitenden Orthopädiezentren viel eleganter, schneller und sicherer.
Durch einen lediglich 1 Zentimeter kleinen Einschnitt wird das Endoskopiegerät ins Kniegelenk geschoben. Damit kann der Orthopäde alle Strukturen wie Bänder, Knorpel, Meniskus und so weiter ganz klar erkennen und bei Bedarf sicher und schonend operieren.

Der Eingriff wird meist in örtlicher Betäubung oder Rückenmarksnarkose durchgeführt. Länger dauernde Operationen erfordern allerdings eine Vollnarkose. Der Hausarzt macht eine kleine Voruntersuchung (EKG, Leberwerte, Blutbild, Blutgerinnung), so daß der Patient bereits einige Stunden nach der Arthroskopie wieder nach Hause gehen kann.

Die Röntgenuntersuchung

Alle energiereichen Strahlungen – dazu gehören auch die Röntgenstrahlen – können Krebs auslösen. Natürlich ist es theoretisch sehr unwahrscheinlich, daß durch eine einzige Röntgenaufnahme bereits ein Krebs entsteht. Andererseits sind wir in immer höherem Maß der Strahlenbelastung unserer Atmosphäre (Tschernobyl) sowie der natürlichen Strahlung der Sonne (Zerstörung der Ozon-Schicht in der Atmosphäre) ausgesetzt. Die Gefahr liegt nun in der Anhäufung dieser vielfältigen Strahlenbelastung. Deshalb sollte man bei jeder einzelnen Röntgenaufnahme sehr kritisch den Nutzen gegen das Risiko abwägen. Immerhin kommt man allein in der Bundesrepublik rein rechnerisch auf tausende Krebstote jährlich, die auf das Konto der medizinischen Strahlendiagnostik gehen!
Zum anderen schädigen Röntgenstrahlen die Keimdrüsen sowie den Embryo, was zu Mißbildungen bei Kindern führen kann. Schwangere Frauen dürfen so gut wie nie geröntgt werden. Bei beiden Geschlechtern ist darauf zu achten, daß vor einer Röntgenaufnahme (zum Beispiel beim Zahnarzt) der Unterleib mit einer Bleischürze abgedeckt wird.
Röntgenaufnahmen sollten soweit als möglich beim Facharzt für Röntgenologie durchgeführt werden. Dieser hat große Erfahrung sowie meist sehr moderne Röntgenapparaturen, was sehr wichtig ist, da bei den neuesten Geräten die Strahlendosis wesentlich geringer liegt als bei älteren Geräten!

Röntgenaufnahme des Brustkorbs

Bei der Lungenaufnahme handelt es sich um die häufigste Röntgenaufnahme überhaupt. Im Rahmen der Röntgenreihenuntersuchung wurde früher die gesamte Bevölkerung in mehrjährigem Abstand auf der Suche nach der ansteckenden Tuberkulose durchleuchtet. Auch die Einstellungsuntersuchung bei den meisten Großunternehmen sowie bei der Bundeswehr, Polizei, im Staatsdienst und so weiter enthält eine Röntgenaufnahme der Lunge. Inzwischen gibt es einen einfachen Hauttest (zum Beispiel Tine-Test®), der Auskunft gibt, ob Sie schon mit der Tuberkulose in Berührung gekommen sind oder nicht.
Eine Röntgenaufnahme der Lunge, zum Beispiel bei Einstellungsuntersuchungen oder bei Versicherungsabschlüssen, ist völlig überflüssig; sie sollte nur mehr ganz speziellen medizinischen Fragestellungen vorbehalten bleiben.

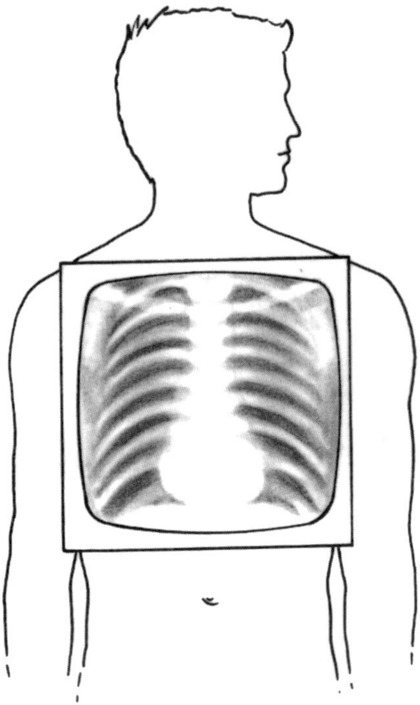

Röntgenologische Untersuchung des Brustraums

Röntgenuntersuchung des Magens und des Zwölffingerdarms

Diese Untersuchung besteht in einer Serien-(Mehrfach-)Aufnahme und stellt eine relativ hohe Strahlenbelastung dar. Sie sollte durch die Magenspiegelung ersetzt werden.

Röntgenkontrastaufnahme des Dickdarms

Sie stellt als Vielfachaufnahme eine hohe Strahlenbelastung besonders der Gonaden (Keimdrüsen) dar und sollte durch die Koloskopie (siehe S. 94) ersetzt werden.

Röntgenuntersuchung der Gallenblase

Serienaufnahme mit hoher Strahlendosis. Bei Steinverdacht ist die Sonographie (Ultraschalldiagnosik) die wesentlich zuverlässigere Untersuchungsmethode (von wenigen Ausnahmen abgesehen).

Röntgenaufnahme der Wirbelsäule

Bei allen Schmerzzuständen im Bereich der Wirbelsäule wird diese zu Beginn der meisten Untersuchungen zunächst aus verschiedenen Richtungen geröntgt. Dabei ergeben sich fast nie zusätzliche Erkenntnisse, weil es sich meist um die schon bekannten Abnützungserscheinungen handelt. Deshalb – wenn möglich –: Röntgenbilder aushändigen lassen, um Doppeluntersuchungen zu vermeiden!
Achtung: Alle Serienaufnahmen, wie vom Magen-Darm-Trakt, von Niere, Blase, Gallenblase, eventuell der Wirbelsäule, stellen eine hohe Strahlenbelastung dar!

Die Mammographie

Dabei wird die Brust röntgenologisch durchleuchtet, wobei sogar verhältnismäßig kleine Geschwülste dargestellt werden, die sich der Betastung entzogen haben. Die Methode war in früheren Jahren in Verruf gekommen, da in amerikanischen Untersuchungen der Verdacht geäußert wurde, daß eine häufig wiederholte Mammographie selbst Brustkrebs auslösen könne. In neueren Untersuchungen hat sich dieser Verdacht nicht bestätigt. Die Frau muß sich jedoch im klaren darüber sein, daß sie bei einer Mammographie eine relativ hohe Strahlenbelastung abbekommt! Es müssen ja beide Brüste, und zwar jeweils von oben und von der Seite, geröntgt werden. Andererseits sind die neuesten Mammographiegeräte relativ strahlungsarm. Als Schema wird oft empfohlen:

- Basismammographie im 35. Lebensjahr, um eine Vergleichsaufnahme zu besitzen.
- Ab dem 40. Lebensjahr etwa alle zwei Jahre.
- Bei höherem Risiko (zum Beispiel mehrere Brustkrebserkrankungen in der nächsten Verwandtschaft) eventuell in kürzerem Abstand.

Je nach Mentalität muß jede Frau selbst entscheiden, ob sie die Mammographie routinemäßig oder wirklich nur bei begründetem Verdacht durchführen lassen sollte.

Thermographie – was ist das?

Bei der Thermographie wird die Wärmeabstrahlung über die Hautoberfläche eines bestimmten Bezirks, zum Beispiel der weiblichen Brust, gemessen. Dabei können Temperaturunterschiede von 0,1 Grad dargestellt werden. Krebsknoten sind sehr stark mit Blutgefäßen durchsetzt und strahlen deshalb auch mehr Wärme ab als das umliegende Gewebe. Sie zeichnen sich deswegen auf dem Thermographiebild deutlich ab. Leider funktioniert das Verfahren nur bei Knoten, die höchstens 2 Zentimeter unter der Haut liegen. Somit kann das Verfahren, das völlig harmlos und unbelastend ist, die Mammographie nicht ersetzen, sondern höchstens ergänzen.

Die Kardiotokographie oder Was vom Kind im Mutterleib zu hören ist

Die Zeit vor der Niederkunft ist für das Kind im Mutterleib immer mit einem höheren Risiko verbunden. Mit der Kardiotokographie werden nun gleichzeitig der Herzschlag des Ungeborenen sowie die Wehentätigkeit der Mutter aufgezeichnet. Eine akute Gefahr für das Kind drückt sich fast immer in einer Beschleunigung oder Verlangsamung des kindlichen Herzschlages aus. Dann gibt das Gerät sofort Alarm, auch wenn die Wehentätigkeit der Mutter einsetzt und somit die Geburtsphase unmittelbar bevorsteht.
Die Methode ist völlig ungefährlich und schmerzlos, es werden lediglich einige Fühler auf den Bauch der Schwangeren aufgeklebt.

Die Entnahme einer Gewebeprobe (Biopsie)

Bei der Feinnadelbiopsie wird mittels einer dünnen, langen Nadel in das verdächtige Organ gestochen und eine kleine Gewebsprobe entnommen, die anschließend unter dem Mikroskop untersucht werden kann. Die mikroskopische Untersuchung einer Gewebeprobe ist die sicherste Methode, eine Erkrankung nachzuweisen. Sehr häufig wird das Verfahren angewendet, wenn bei der Frau Verdacht auf Brustkrebs und beim Mann auf Prostatakrebs besteht. In beiden Fällen werden aus den verdächtigen Knoten kleine Proben entnommen. Am häufigsten werden Gewebsproben mittels einer winzig kleinen Zange während endoskopischer Untersuchungen, zum Beispiel aus dem Magen-Darm-Bereich, entnommen. Die Entnahme einer Gewebeprobe bietet zwar höchste Aussagekraft hinsichtlich einer Erkrankung, ist aber leider nicht ohne Risiko. So können schwere Blutungen und auch Infektionen ausgelöst werden. Auch die Möglichkeit, daß durch das Anstechen eines Krebsknotens Krebszellen über die Blut- und Lymphgefäße ausgestreut werden können, ist nicht mit Sicherheit auszuschließen. Insbesondere beim Prostatakrebs

des Mannes wurde diese Gefahr sehr intensiv durch Professor Hackethal diskutiert!
Eine spezielle Form der Biopsie ist die Leberpunktion. Dabei wird mittels einer langen, dünnen Nadel ein kleines Stückchen Lebergewebe entnommen. Dieses Verfahren ist für den Patienten belastend und mit relativ hohem Risiko behaftet. Es sollte deswegen nur mehr bei ganz wenigen Fragestellungen von einem erfahrenen Leberspezialisten durchgeführt werden!

Die Organdarstellung mittels radioaktiver Substanzen (Szintigramme)

Dabei wird eine radioaktive Substanz (Isotop), von der man weiß, daß sie sich in einem bestimmten Organ speichert, in die Vene eingespritzt. Anschließend kann man mit Hilfe eines Geigerzählers das jetzt »strahlende« Organ genau abbilden. Besonders stark abgelagert werden diese Substanzen in Krebsknoten, die man damit sehr gut nachweisen kann.
Wenn man von radioaktiven und strahlenden Substanzen hört, klingt das alles sehr gefährlich. Die Strahlung ist jedoch außerordentlich schwach und hört nach wenigen Stunden ganz auf, weil das Isotop zerfallen ist. Die Methode ist praktisch schmerzfrei.
Angewendet wird die Szintigraphie hauptsächlich bei folgenden Erkrankungen:

- Erkrankungen und Knoten in der Schilddrüse,
- bei Verdacht auf Lungenembolie,
- nach Herzinfarkt und Angina pectoris, um die Durchblutung des Herzmuskels zu überprüfen,
- bei Knochenerkrankungen, insbesondere um dort Krebsansiedelungen (Knochenmetastasen) feststellen zu können.

Die Gefäßdarstellung (Angiographie)

Dabei wird in die Arterie des verdächtigen Organs ein Röntgenkontrastmittel eingespritzt, anschließend die Gefäßversorgung dieses Organs mittels Röntgenbild dargestellt. Krebse haben eine charakteristische Gefäßbildung, die man damit gut erkennen kann. Die Methode ist nicht ungefährlich und für den Patienten belastend, deshalb tritt sie immer mehr in den Hintergrund.

Meßgeräte für den Gebrauch zu Hause

Es gibt heute eine Reihe von einfachen Testgeräten, mit deren Hilfe auch der Laie sehr gute Aufschlüsse über seine Körperfunktionen erhält. Geradezu lebenswichtig sind sie bei bestimmten Erkrankungen, weil man eine Besserung oder Verschlechterung sofort selbst feststellen kann. Eine ausgefeilte Elektronik macht die Geräte klein und handlich, dabei aber »kinderleicht« in der Bedienung. Oft sucht man verzweifelt nach Geschenken für Weihnachten und Geburtstage – hierfür können diese Geräte ein recht guter Tip sein. Beziehen kann man sie in Apotheken sowie den Sanitätsfachgeschäften, zum Teil aber auch schon in Kaufhäusern.

Elektronische Blutdruckmeßgeräte

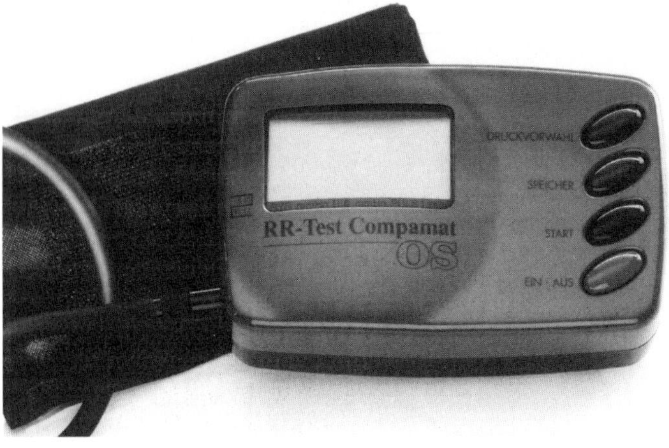

Elektronischer Blutdruckmesser

Abb.: Hestia Boehringer, Mannheim

Für Hochdruckpatienten, die Blutdruckmedikamente einnehmen, fast unentbehrlich! Zum Messen wird eine Manschette um den Oberarm gelegt und entweder selbständig oder durch den Patienten aufgepumpt. Die Blutdruckmessung geschieht dann automatisch, der Puls wird immer mitregistriert. Blutdruck und Pulswerte werden gespeichert und können auf einem kleinen Bildschirm abgelesen werden. Bei einem neu entwickelten Gerät wird die Manschette nicht mehr um den Oberarm, sondern wie bei einer Armbanduhr ums Handgelenk gelegt (zum Beispiel Nais Blood Pressure Watch). Herkömmliche elektronische Blutdruckmeßgeräte kosten zwischen 100 und 300 DM, zum Beispiel Hestia Visomat oder boso medicus.

Selbstkontrolle der Lungenfunktion

Diese Geräte sind für Patienten mit Asthma oder anderen Lungenkrankheiten geradezu lebenswichtig. So kann eine lebensbedrohliche Verschlechterung des Leidens schon Stunden oder Tage vorher festgestellt werden. Aber auch eine Leistungsminderung der Lunge durch Luftverschmutzung, Rauchen oder Pollenflug und dergleichen kann leicht selbst diagnostiziert werden. Man muß nur regelmäßig ins Röhrchen pusten und bekommt

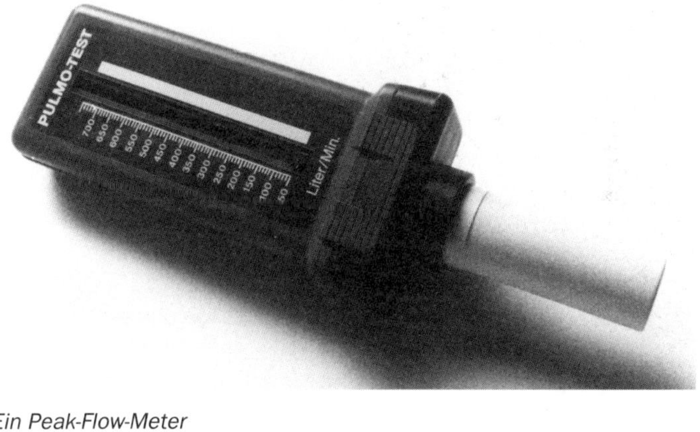

Ein Peak-Flow-Meter

Abb.: Roland Arzneimittel, Hamburg

damit eine aussagefähige Kurve seiner Lungenfunktion (zum Beispiel Roland Pulmo Test).

Elektronische Blutzuckermeßgeräte

Sie sind für insulinspritzende Zuckerkranke sehr empfehlenswert. Der Diabetiker kann damit sofort selbst feststellen, ob er die richtige Menge Insulin spritzt. Die Bedienung ist kinderleicht. Ein bleistiftdickes Sensorstäbchen wird an einen Blutstropfen aus der Fingerkuppe gehalten (gewonnen durch eine mitgelieferte, automatisch arbeitende Lanzette), und das war's schon. Das Gerät schaltet sich automatisch ein, mißt und schaltet sich automatisch wieder ab (zum Beispiel Accutrend von Hestia, Glucometer Elite von Bayer Diagnostics).

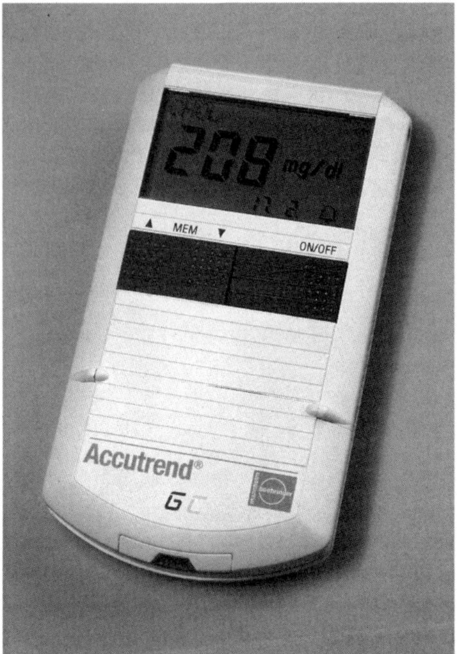

Gerät zur Bestimmung von Cholesterin und Blutzucker

Abb.: Hestia Boehringer, Mannheim

Cholesterinmeßgeräte

Diese Hometester sind gut geeignet für Menschen mit hohem Cholesterinspiegel. Man kann nämlich schon in kürzester Zeit feststellen, ob man beim Essen gesündigt hat. Gemessen wird allerdings nur das Gesamtcholesterin – also nicht die Unterfraktionen HDL- und LDL-Cholesterin. Wie beim Blutzuckermeßgerät wird ein Tropfen Blut aus der Fingerkuppe auf ein Testfeld gegeben (zum Beispiel Accutrend GC von Hestia, Heumann Cholesterin-Test Accu Meter).

Der »Babycomputer«

Bei vielen Paaren will es mit dem Kinderkriegen nicht klappen. Hier ist es wichtig, die wenigen fruchtbaren Tage der Frau während ihres Monatszyklus genau zu kennen. Dabei eignet sich sehr gut die tägliche Messung der Körpertemperatur, da sich der Eisprung, also die fruchtbaren Tage, durch eine minimale Erhöhung der Körpertemperatur ankündigt. Mit einem Minicomputer wird nun täglich morgens im Mund die Temperatur gemessen. Bei Eintritt der fruchtbaren Tage gibt das Gerät ein Signal. Wer's ganz genau wissen will, kann nun mit einem Urintest sogar den Tag des Eisprungs feststellen! Der »Babycomputer« kann natürlich auch zur Empfängnisverhütung verwendet werden (beispielsweise Cyclotest 2 Plus).

Meßgeräte für Sportler

Die Intensität von Bewegungstraining, also Laufen, Radfahren, Skilanglauf und so weiter, kann über zwei Kriterien gesteuert werden, den Puls oder die Milchsäure (Laktat-)Konzentration im Blut. Für den Freizeitsportler kommt praktisch nur die Pulskontrolle als Leistungsparameter in Frage. Bekannt ist die Trimming-130-Bewegung der Freizeitsportler. Danach sollte der Puls, zum Beispiel beim Laufen, immer um die 130 Schläge pro Minute betragen, um einen wirkungsvollen Trainingseffekt zu erreichen. Eine andere Formel besagt, daß der Puls beim Ausdauertraining immer 180 minus Lebensalter betragen sollte. (Ein gesunder

40jähriger Freizeitsportler trainiert also am besten mit einer Pulszahl von etwa 140 Schlägen pro Minute.) Die Pulszahl kann während des Trainings ganz einfach gemessen und mit Hilfe eines Pulsmeßgerätes angezeigt werden. Die Daten werden vom Brustgurt-Sender per Funksignal drahtlos an den Empfänger am Handgelenk übertragen und angezeigt. Das Gerät (zum Beispiel Polar®) gibt bei Unter- oder Überschreitung einer gewissen Pulszahl Alarm, was bei Sportlern mit Herzerkrankungen ganz wichtig ist, um Überanstrengungen zu vermeiden!

Der ambitionierte Sportler kommt jedoch um die Laktatmessung zur Trainingssteuerung nicht herum. Damit wird eine sehr gute Aussage über die Leistungsfähigkeit des Betreffenden gegeben und auch darüber, ob noch Leistungsreserven vorhanden sind

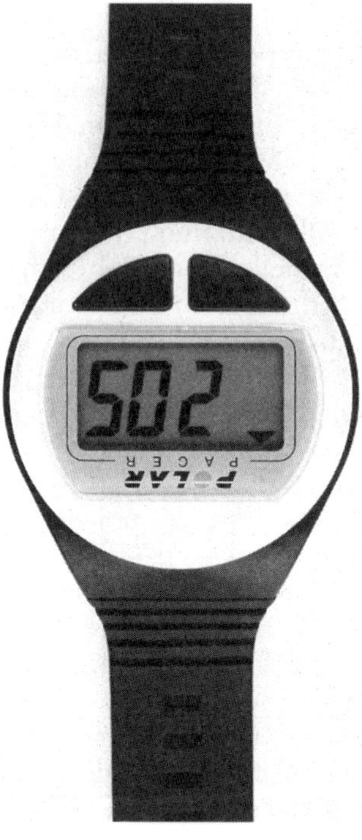

Funkgesteuertes Pulsmeßgerät
Abb.: Hestia Boehringer, Mannheim,

und das Training dementsprechend verschärft werden kann. So werden die meisten Langstreckenläufer zum Beispiel beim Marathon wegen einer Übersäuerung der Muskulatur zur Aufgabe gezwungen. Wer nämlich das Rennen zu schnell angeht, wird sehr bald mit einer hohen Konzentration von Milchsäure in der Muskulatur bestraft, was unweigerlich zur Aufgabe des Rennens führt. Jeder Sportler hat eine hohe Laktatkonzentration im Muskel schon einmal als Muskelkater gespürt.
Mit einem batteriebetriebenen Meßgerät (zum Beispiel Accusport von Hestia Boehringer, Mannheim) im Taschenformat kann der Sportler aus einem Tropfen Blut aus der Fingerkuppe oder dem Ohrläppchen in Minutenschnelle die Laktat-(Milchsäure-) Konzentration messen.

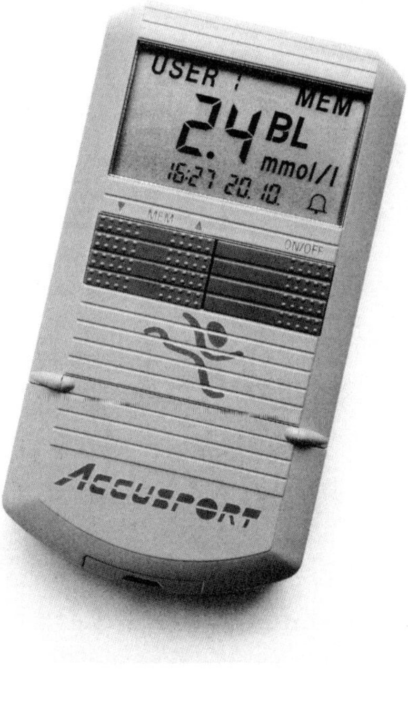

Gerät zur Bestimmung von Lactat
Abb.: Hestia Boehringer, Mannheim

Allgemeine Fragen

Was bringt die Vorsorgeuntersuchung?

Ab dem 35. Lebensjahr gibt es für Krankenkassen-Patienten ein recht vernünftiges, kostenloses Angebot: den Vorsorge-Check-up! Die Untersuchung kann alle zwei Jahre wiederholt werden, dauert etwa eine Stunde und sieht folgendermaßen aus:

- Die Krankheitsvorgeschichte (Anamnese):
  Der Arzt führt ein ausführliches Gespräch mit Ihnen und erfragt alle früheren Krankheiten sowie die aktuellen Beschwerden.
- Die körperliche Untersuchung:
  Und zwar des Herzens, der Lunge, des Bauches, der Blutgefäße und so weiter.
- Die Laboruntersuchung:
  Blutkörperchensenkung (BKS), Zucker, Blutfette, Harnsäure, Kreatinin und Leberwerte.
- Die Urinuntersuchung mittels Teststreifen:
  Gibt Auskunft über Zustand und Funktionstüchtigkeit der Nieren.
- Eventuell ein EKG:
  Falls Kreislaufbeschwerden oder Bluthochdruck vorliegen.
- Abschlußgespräch mit dem Arzt.

Mit diesem Programm haben Sie, wenn es regelmäßig alle zwei Jahre durchgeführt wird, einen recht guten Überblick über Ihren Gesundheitszustand. Der Arzt kann Ihnen im Abschlußgespräch genau sagen, was Sie zu tun oder zu lassen haben (Rauchen, Übergewicht, Sport und so weiter). Bringen tut's natürlich nur was, wenn Sie die Ratschläge befolgen! Diesen Gesundheits-Check führt der Hausarzt durch.
Die Krebsvorsorge des Mannes führt am sichersten der Urologe durch, da dieser Facharzt darin die größte Routine besitzt. Dabei

tastet der Arzt die Prostata (Vorsteherdrüse – Prostatakrebs!) sowie den Enddarm (dort sitzt eine Großzahl der Darmkrebse) nach Knoten und Veränderungen ab.
Die Krebsvorsorge der Frau führt der Frauenarzt (Gynäkologe) durch.

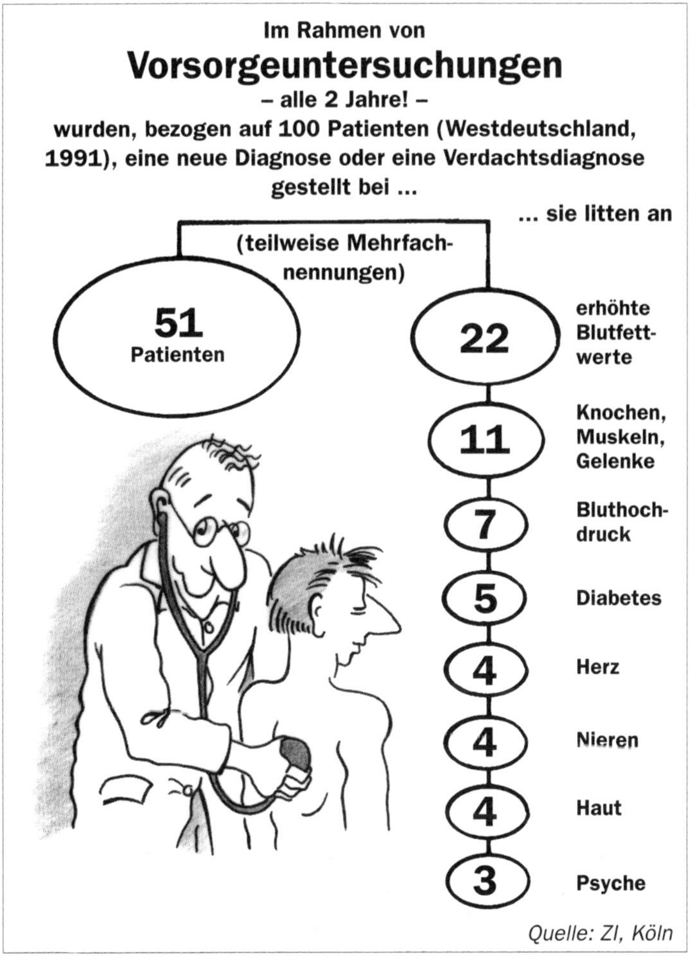

Übrigens bieten die meisten Großunternehmen kostenlose und sehr empfehlenswerte Gesundheits-Check-ups für ihre Mitarbeiter beim Betriebsarzt an!

Was passiert bei der Einstellungsuntersuchung?

Die meisten Großunternehmen sowie der Öffentliche Dienst verlangen von ihren Mitarbeitern vor der Einstellung eine ärztliche Untersuchung. Man will sich natürlich möglichst vor Dauerkranken und Frühberentungen schützen, denn die kosten die Unternehmen sehr viel Geld! Außerdem schreiben die Berufsgenossenschaften – das sind die Träger der gesetzlichen Unfallversicherungen – vor der Aufnahme gewisser Tätigkeiten ärztliche Eignungsuntersuchungen vor. Das ist auch sinnvoll, denn ein Sehbehinderter darf keinen Omnibus steuern, ein Leberkranker darf nicht an Arbeitsplätzen mit leberschädigenden Stoffen und ein Hörgeschädigter sollte nicht in starkem Lärm arbeiten. Ziel der Einstellungsuntersuchung ist es sicher nicht, nur olympiareife Arbeitnehmer auszuwählen. Ein Gespräch mit dem Arzt zur Erfragung der Krankengeschichte (Anamnese), eine kurze körperliche Untersuchung, eventuell eine Blutabnahme (die Leberwerte sollen Aufschluß über chronischen Alkoholmißbrauch geben) und ein EKG – das war's schon!

Kann der Werksarzt die Anstellung gefährden?

Ja, wenn sich aus der Untersuchung Einschränkungen in der Tätigkeit ergeben. In diesem Fall darf der Arzt dem Betrieb, der Personalstelle, mitteilen, ob der Bewerber für die vorgesehene Tätigkeit überhaupt noch geeignet ist oder mit welchen Einschränkungen. Für einen Bewerber als Lagerarbeiter mit einer ungenügenden Sehleistung würde die Beurteilung also etwa folgendermaßen lauten: Für die vorgesehene Tätigkeit als Lagerarbeiter geeignet, nicht geeignet jedoch zum Fahren eines Gabelstaplers.

Nicht beantworten brauchen Sie die Frage nach einer bestehenden Schwangerschaft, außer Sie sollen an einem Arbeitsplatz mit keimschädigender Wirkung (zum Beispiel chemische Industrie, Röntgenabteilung) beschäftigt werden.

Ein wenig Patientenrecht

Wenn bei Ihnen eine Röntgenaufnahme der Wirbelsäule angefertigt wird, stellt sich die Frage, wem eigentlich diese Röntgenaufnahme gehört. Grundsätzlich gehört die Aufnahme dem Arzt, der sie anfertigt. Das hat für den Patienten den Vorteil, daß der Arzt alle Röntgenaufnahmen sowie andere Untersuchungsbefunde zehn Jahre lang kostenlos aufbewahren muß. Selbstverständlich haben Sie das Recht, Ihre Untersuchungsergebnisse einzusehen. Sie können sich Röntgenbilder auch ausleihen, um sie zum Beispiel einem anderen Arzt vorzulegen. Von Röntgenaufnahmen können Sie sich auch für einige Mark Duplikate anfertigen lassen, die dann Ihnen gehören. Überhaupt ist es ratsam, wenn Sie sich von allen Befundberichten, zum Beispiel Kur-, Krankenhaus- und Operationsberichten und so weiter, Kopien anfertigen lassen. Bei Einstellungsuntersuchungen, Kur oder Rentengutachten sowie bei Krankenhauseinweisungen und Arztwechsel brauchen Sie diese Unterlagen ohnehin, und Sie ersparen sich dann viel Lauferei.

Wem darf der Arzt Befunde mitteilen?

Klare Antwort: Nur Ihnen allein! Der Arzt darf ohne Ihre Einwilligung nicht einmal anderen Ärzten Befunde mitteilen! Werden medizinische Unterlagen für Rentenfälle oder von der Krankenkasse benötigt, muß der betroffene Patient immer sein schriftliches Einverständnis dazu geben!

Anhang

Abkürzungen

l	–	Liter
dl	–	Deziliter = 100 mL
ml	–	Milliliter (10^{-3} L)
µl	–	Mikroliter (10^{-6} L)
g	–	Gramm
mg	–	Milligramm (10^{-3} g)
µg	–	Mikrogramm (10^{-6} g)
pg	–	Picogramm (10^{-12} g)
mol	–	Molekulargewicht in Gramm
mmol	–	Molekulargewicht in Milligramm
U	–	Unit, internat. Einheit der Enzymaktivität
U/l	–	Unit/Liter
mg/dl	–	Milligramm/Deziliter (= pro 100 ml)

Alle Laborwerte auf einen Blick

Laborwert	**Normbereich**	**Diagnostische Bewertung Erhöhung (↑) Erniedrigung (↓)**
Amylase	bis 125 U/l	(↑) Bauchspeicheldrüsenentzündung
Achtung: Es gibt verschiedene Bestimmungsmethoden mit unterschiedlichen Normalwerten!		
ASL-Titer	bis 200 U/ml	(↑) Infektion mit Streptokokken-Bakterien
Bilirubin	bis 1,0 mg/dl	(↑) Leberschaden, Gallenstau, Hämolyse
Blutungszeit	2–4 Minuten	(↑) Thrombozytenfunktionsstörung
Blutzucker BZ	70–110 mg/dl (nüchtern)	(↑) Zuckerkrankheit (Diabetes mellitus)
Blutkörperchensenkungsgeschwindigkeit BKS/BSG	♂ 1–6 mm/Std. ♀ 2–10 mm/Std.	(↑) Infektionen, Entzündung, Krebserkrankung usw.
Kalzium	2,2–2,7 mmol/l	(↑) Knochenabbau (↓) z. B. Nierenkrankheit
CEA	unter 5 µg/l	Tumormarker (↑) Magen-Darmkrebs
Cholesterin	bis 200 mg/dl	(↑) Gefäßverkalkung
CK	♂ 10–80 u/l ♀ 10–70 u/l	(↑) z. B. Herzinfarkt, Muskelerkrankung
CK-MB	unter 10 u/l	(↑) Herzinfarkt
Eisen	♂ 80–180 µg/dl ♀ 60–160 µg/dl	(↓) Eisenmangel
Erythrozyten	♂ 4,5–6,5 Mill./µl ♀ 4–5,6 Mill./µl	(↓) Blutarmut (Anämie)
GOT	♂ 5–19 ul ♀ 5–15 ul	(↑) Lebererkrankungen u. a.

Laborwert	**Normbereich**	**Diagnostische Bewertung Erhöhung (↑) Erniedrigung (↓)**
GPT	♂ 5–23 ul ♀ 5–19 ul	(↑) Leberkrankheiten u. a.
GGT	♂ 6–28 ul ♀ 4–18 ul	(↑) Krankheiten der Leber, Gallenblase usw.
Harnsäure	♂ bis 7,0 mg/dl ♀ bis 5,7 mg/dl	(↑) Gicht
Harnstoff	bis 50 mg/dl	(↑) Nierenfunktionsstörungen
Hämatokrit (Hk)	♂ 40–54% ♀ 36–47%	(↑) Anämie
Hämoglobin (Hb)	♂ 14–18 mg/dl ♀ 11,5–16 mg/dl	(↓) Anämie
Kalium	3,4–5,3 mmol/l	(↓) Abführmittel, Nierenstörung, Wassermedikamente
Kreatinin	♂ 0,7–1,1 mg/dl ♀ 0,6–0,9 mg/dl	(↑) Nierenfunktionsstörung
LDH	120–240 U/l	(↑) Herzinfarkt, Leber- und Muskelkrankheiten
Leukozyten	4000–10 000/µl	(↑) Infektionen, Leukämie usw.
Magnesium	0,65–0,9 mmol/l	(↓) Muskelkrämpfe
Natrium	132–145 mmol/l	(↓) Durchfall, Erbrechen
Quick-Test Thromboplastinzeit (TPZ)	70–100%	Bei gerinnungshemmender Therapie, z. B. mit Marcumar®, Sintrom®: 15–25%
Thrombotest		Bei gerinnungshemmender Therapie, z. B. mit Marcumar®, Sintrom®: 5–12%
Thrombozyten	140 000–340 000/µl	(↓) Knochenmarkschädigung (↑) Blutkrebs

Laborwert	**Normbereich**	**Diagnostische Bewertung Erhöhung (↑) Erniedrigung (↓)**
Thyroxin (T_4)	Gesamt T_4: 5–12 µg/dl Freies T_4: 10–22 pg/ml	(↑) Schilddrüsenüberfunktion (Hyperthyreose)
Trijodthyronin (T_3)	Gesamt T_3: 0,7–1,8 ng/ml Freies T_3: 2–6,5 pg/ml	(↓) Schilddrüsenunterfunktion (Hypothyreose)
Triglyceride	bis 200 mg/dl	(↑) Herz-Gefäßrisikofaktor

Lexikon medizinischer Fachausdrücke

A

Angina pectoris, typische Brustschmerzen als Vorboten eines drohenden Herzinfarkts

Antikörper, ein vom Immunsystem gebildetes Eiweiß, das gegen einen Eindringling (Antigen) gerichtet ist und diesen neutralisiert

Arthritis, Gelenkentzündung

Arthrose, degenerative, also durch Abnützung bedingte Gelenkserkrankung

Aorta, die aus der linken Herzkammer entspringende Hauptschlagader des Körpers

Appendizitis, Blinddarmentzündung

Ascites, Ansammlung von Wasser im Bauchraum, zum Beispiel bei Leberzirrhose

Abdomen, Bauch

Anus, Darmausgang

Atrophie, Schwund eines Organs, Muskels und so weiter

Anamnese, Krankheitsvorgeschichte

ASL-Titer, Antistreptolysintiter, gibt an, ob der Betreffende jemals schon mit Streptokokken-Bakterien infiziert wurde

Albumin, das wichtigste Eiweiß im Blut; es ist Transportvehikel für Hormone und andere Blutbestandteile

Aldosteron, Hormon der Nebenniere, welches über die Niere den Wasser- und Elektrolythaushalt regelt

Adrenalin, Hormon der Nebenniere, das hauptsächlich anregt, nämlich das Herz, den Puls und Blutdruck sowie den Stoffwechsel; nur der Darm wird ruhiggestellt

Aids, Acquired Immuno Deficiency Syndrom, eine durch das HIV-Virus ausgelöste, schwer behandelbare und deswegen oft tödlich verlaufende Infektionskrankheit

AB0-System, Blutgruppen-Hauptsystem: Blutgruppen A, B, AB und Null

Aminosäuren, daraus sind die Eiweißstoffe aufgebaut; außerdem besteht der genetische Code für die Vererbung aus einer Sequenz von 25 Aminosäuren

Amylase, Enzym für die Zuckerverdauung; kommt in der Bauchspeicheldrüse sowie den Mundspeicheldrüsen vor
Anämie, Blutarmut; die Anzahl der roten Blutkörperchen sowie des roten Blutfarbstoffes ist vermindert
Antibiotikum, Medikament zur Behandlung von bakteriellen Infektionen; das bekannteste ist das Penicillin

B

Bilirubin, gelbgrüner Gallenfarbstoff, entsteht beim Abbau des roten Blutfarbstoffes, wird über die Galle ausgeschieden und verursacht die Gelbsucht
Blutsenkung (BKS/BSG), Blutkörperchen-Senkungsgeschwindigkeit; gibt in Millimeter an, wieviel sich die roten Blutkörperchen in einer Glasröhre nach 1 bzw. 2 Stunden abgesenkt haben
Blutbild, das rote Blutbild nennt die Zahl der roten Blutkörperchen, des roten Blutfarbstoffes sowie des Hämatokritwertes; das weiße Blutbild gibt Auskunft über die Zahl der weißen Blutkörperchen
benigne, gutartig

C

CK, Creatin-Kinase, Enzym, das in allen Muskeln enthalten ist, auch im Herzmuskel; ist u. a. beim Herzinfarkt erhöht
Coloskopie, Dickdarmspiegelung
Computertomographie, Kombination aus Röntgen und Computertechnologie, liefert Schnittbilder durch den Körper
Cholesterin, Bestandteil der Blutfette; wird über die Nahrung aufgenommen und von der Leber aufgebaut; als Bestandteil vieler Körpersubstanzen lebensnotwendig, wird aber auch für die Gefäßverkalkung verantwortlich gemacht
cP, chronische Polyarthritis, rheumatische Gelenkserkrankung, die hauptsächlich bei Frauen vorkommt
Cardiolipin-Flockungstest, Nachweisreaktion für Syphilis

D

Diabetes (mellitus), Zuckerkrankheit
Diastole, Ansaugphase des Herzens, unterer Wert beim Blutdruckmessen

Differentialblutbild, Auftrennen der weißen Blutkörperchen in ihre Unterfraktionen
Diuretikum, wassertreibendes Medikament
DNS, Desoxyribonukleinsäure, Träger der Erbinformation, kommt in allen Zellkernen vor
Diarrhoe, Durchfall

E

EKG, Aufzeichnung der Herzstromkurve
Elektrolyte, Natrium, Kalium, Kalzium, Phosphat; im Blut und in allen Zellen vorhanden und deswegen immens wichtig
Elektrophorese, durch Anlegen einer Spannungsquelle werden die Bluteiweiße je nach elektrischer Ladung aufgetrennt
Embolie, plötzlicher Verschluß eines Gefäßes durch einen Blutpfropf
Enzyme (zum Beispiel GOT, GPT, GGT, CK, Amylase und so weiter), in den meisten Körperzellen vorhandene Biokatalysatoren, die chemische Reaktionen erleichtern und steuern, ohne dabei selbst verbraucht zu werden; ihr Nachweis im Blut gibt Auskunft über den Zustand des jeweiligen Organs
Erythrozyten, rote Blutkörperchen, ihre Hauptaufgabe ist der Sauerstofftransport
ERCP, endoskopisch retrograde Cholangio Pankreatikographie; während einer Spiegelung des Magens sowie des Zwölffingerdarms wird der dort mündende gemeinsame Gang von Gallenblase und Bauchspeicheldrüse mit einem Kontrastmittel gefüllt; anschließend kann das Gangsystem röntgenologisch sehr gut dargestellt werden (Nachweis von Gallensteinen sowie Verschluß in der Bauchspeicheldrüse)

F

Fibrin, bei einer Verletzung wird aus Fibrinogen Fibrin gebildet, die Blutgerinnung kommt in Gang; werden die Fibringerinnsel wieder aufgelöst, spricht man von Fibrinolyse
Folsäure, ein Vitamin aus der B-Gruppe, dessen Mangel zur Anämie führt; insbesondere Schwangere brauchen viel Folsäure (zum Beispiel als Lederfolat®)
Fraktur, Knochenbruch

G

Gamma GT (GGT), Gamma-Glutamyl-Transferase; hauptsächlich in der Leber und den Gallenwegen vorkommendes Enzym; es ist der empfindlichste Laborwert bei Alkoholkonsum
Gammaglobuline, Immuneiweißkörper, werden Fernreisenden gespritzt zur Verhütung einer Hepatitis A
Gastroskopie, Magenspiegelung
Gicht, Arthritis urica, durch einen erhöhten Harnsäurespiegel ausgelöste Entzündung der Gelenke, insbesondere des Großzehenballens
Gastritis, Magenschleimhautentzündung
Glukagon, blutzuckersteigerndes Hormon aus der Bauchspeicheldrüse und Gegenspieler des Insulins
Glukose, Traubenzucker
GOT, Glutamat-Oxalacetat-Transaminase
GPT, Glutamat-Pyruvat-Transaminase; GOT, GPT sowie die Gamma-GT sind die bekanntesten »Leberwerte«
Granulozyten, Unterabteilung der Leukozyten, können noch weiter in Eosinophile, Neutrophile und Basophile unterteilt werden

H

Hämatokrit (Hk), Verhältnis der zellulären Bestandteile zum gesamten Blutvolumen in Prozent
Hämoglobin (Hb), roter Blutfarbstoff und Sauerstofftransporteur
Hämolyse, Zerfall der roten Blutkörperchen
Hämophilie, Bluterkrankheit, je nach Fehlen eines Gerinnungsfaktors in A und B unterteilt
Harnsäure, Abbauprodukt des Purinstoffwechsels; Erhöhung führt zur Gicht
HDL, High Density Lipoprotein; »gutes« Cholesterin, schützt vor Gefäßverkalkung
Heparin, gerinnungshemmendes Medikament zur »Blutverdünnung«, schützt vor Blutgerinnseln
HIV, Humanes Immunschwäche-Virus, Erreger von Aids
Hormon, chemischer Botenstoff des Körpers
Hyperthyreose, Schilddrüsenüberfunktion

Hypertonie, Bluthochdruck
Hypophyse, Hirnanhangdrüse, bildet mehrere Hormone
Hypothyreose, Schilddrüsenunterfunktion
Hypotonie, niederer Blutdruck
Hepatitis, Leberentzündung
Hypertrophie, Organvergrößerung
Hämatom, Bluterguß

I

Immunglobuline, vor Krankheit schützende Antikörper
Ikterus, Gelbsucht
Ileus, Darmverschluß
Insulin, Hormon aus der Bauchspeicheldrüse, senkt den Blutzuckerspiegel
Inkubationszeit, Zeit von der Ansteckung bis zum Ausbruch einer Erkrankung
Insuffizienz, unzureichende Funktion eines Organs
Intoxikation, Vergiftung

K

Kortison, Hormon der Nebenniere, wirkt unter anderem stark entzündungshemmend
Kreatinin, stammt aus der Muskulatur, ein erhöhter Blutspiegel weist auf Nierenschäden hin
Karzinom, Krebsgeschwulst
Kreuzprobe, Test vor einer Blutübertragung, ob sich Spender- und Empfängerblut vertragen
Kell-System, weiteres Blutgruppen-Untersystem neben dem AB0- und dem Rhesussystem
Klimakterium, Wechseljahre
Kollaps, Kreislaufversagen
Koloskopie, Dickdarmspiegelung
Koma, tiefe Bewußtlosigkeit

L

LDH, Laktatdehydrogenase, Enzym, das in vielen Organen vorkommt

LDL, Low-Density-Lipoprotein, »schlechtes« Cholesterin, verantwortlich für Gefäßverkalkung
Leberzirrhose, Zerstörung und Verhärtung der Leber durch Alkohol oder als Folge einer Hepatitis
Leukämie, Blutkrebs, ungezügelte Vermehrung der Leukozyten
Leukozyten, weiße Blutkörperchen
Leukozytose, Vermehrung der weißen Blutkörperchen
Leukopenie, Verminderung der weißen Blutkörperchen
Lipide, Fettstoffe
Lues, Syphilis, Geschlechtskrankheit
Lymphozyten, Fraktion der weißen Blutkörperchen
Laparaskopie, Bauchspiegelung
Liquor, Gehirn- und Rückenmarkflüssigkeit

M
Mammographie, röntgenologische Untersuchung der weiblichen Brust
Metastase, Absiedelung eines Krebses in einem anderen Organ
Mamma, weibliche Brust
maligne, bösartig = Krebs
Morbus, Krankheit, wird meist mit dem Namen des Krankheitsentdeckers verbunden (zum Beispiel Morbus Scheuermann = Erkrankung der Wirbelsäule mit Versteifung)
Meningitis, Hirnhautentzündung
MTA, medizinisch-technische Assistentin; führt die apparativen Untersuchungen wie Labor, Röntgen, EKG und so weiter durch
Mittelstrahl-Urin, die erste Urinportion wird weggeschüttet, die letzte Urinmenge zur Untersuchung verwendet

N
Nekrose, abgestorbenes Gewebe
Neurologie, Nervenschmerzen
Nierenwerte, Kreatinin und Harnstoff geben Auskunft über die Funktionstüchtigkeit der Nieren

O
Obstipation, Verstopfung
oral, über den Mund

Ödem, Wasseransammlung im Gewebe
Östrogene, weibliche Sexualhormone, in den Eierstöcken gebildet

P

Pankreas, Bauchspeicheldrüse, bildet Verdauungssäfte, die Hormone Insulin und Glukagon
Papanicolaou-Test, Abstrich und mikroskopische Untersuchung von Zellen der Gebärmutter im Rahmen der Krebsvorsorge
Plasma, klare Blutflüssigkeit; alle Blutkörperchen wurden entfernt, die Gerinnungsfaktoren jedoch noch belassen
Pneumonie, Lungenentzündung
Polyarthritis, Entzündung mehrerer Gelenke
Polyglobulie, Vollblütigkeit, Vermehrung der roten Blutkörperchen
Protein, Eiweiß
Proteinurie, Eiweiß im Harn
Prophylaxe, Krankheitsvorbeugung

Q

Quick-Test (TPZ), Gerinnungstest, auch zur Kontrolle von Patienten mit gerinnungshemmenden Medikamenten (zum Beispiel Marcumar®)

R

Retikulozyten, junge, innerhalb weniger Tage heranreifende rote Blutkörperchen
Rhesussystem, Blutgruppenuntersystem
Rheumafaktoren, gegen den eigenen Körper gerichtete Antikörper; oft bei Rheumakranken im Blut nachweisbar
rektal, über den Enddarm
Rezidiv, Rückfall
RR, Abkürzung für Blutdruck

S

Serum, klare, ungerinnbare Blutflüssigkeit nach der Entfernung aller Blutkörperchen und Gerinnungsfaktoren
Struma, Kropf, Vergrößerung der Schilddrüse

Syphilis, Lues, Geschlechtskrankheit
Systole, die Herzkammern ziehen sich zusammen und pressen das Blut in den Kreislauf; höchster Wert beim Blutdruckmessen
Stenose, Verengung
Symptom, Krankheitszeichen
Sinusknoten, elektrischer Schrittmacher im Herzen
subkutan, unter die Haut
Sternalpunktion, aus dem Brustbein wird mit einer dicken Nadel Knochenmark angesaugt und mikroskopisch untersucht; Diagnoseverfahren bei Blutkrankheiten

T

Testosteron, männliches Geschlechtshormon
Thrombose, Verschluß eines Gefäßes durch ein Blutgerinnsel
Thrombozyten, Blutplättchen, wichtiger Bestandteil im Blutgerinnungssystem
Thyroxin (T4), Schilddrüsenhormon
Tine-Test®, Tuberkulintest; dabei wird mittels eines kleinen Stempels, der auf die Haut gedrückt wird, festgestellt, ob der Betreffende bereits eine Tuberkuloseinfektion durchgemacht hat. Auch die Wirksamkeit einer Tuberkuloseimpfung kann damit überprüft werden. Mit dem Tine-Test® können Röntgenaufnahmen der Lunge vermieden werden.
Titer, Maß der Konzentration eines Stoffes, zum Beispiel im Blut
TPHA, Treponema-pallidum-Hämagglutinationstest zum Nachweis einer Syphilis
Transaminase, Enzyme zum Beispiel GOT und GPT der Leber
Triglyceride, Blutfette
Thorax, Brustkorb
Tumor, Geschwulst
Tumormarker, Substanzen, die bei Krebs vermehrt im Blut gemessen werden können; zur Verlaufskontrolle nach Behandlung

U

Urämie, Harnvergiftung des Blutes bei Nierenversagen; Patient muß an die künstliche Niere (Dialyse)
Ulcus, Geschwür
Uterus, Gebärmutter

V

Vagina, Scheide
Virus, Krankheitserreger ohne eigenen Stoffwechsel, so daß er durch Medikamente praktisch nicht zu bekämpfen ist

W

Wassermann-Reaktion, klassische Nachweismethode der Syphilis, um die Jahrhundertwende entdeckt und nach dem Erfinder benannt
Waaler-Rose-Test, Rheumatest

Z

Zyanose, Blaufärbung der Haut und Lippen bei Sauerstoffmangel im Blut
Zyste, ein mit Flüssigkeit gefüllter Hohlraum
Zystitis, Blasenentzündung
Zytologie, Zellehre, Labor zur Untersuchung von Zellgeweben

Bildnachweis

Fotos, Zeichnungen und Zahlenmaterial mit freundlicher Genehmigung von Deutsche Krebshilfe, Bonn (Seite 30), Hestia-Boehringer, Mannheim (Seite 102, 104, 106, 107), Roland Arzneimittel, Hamburg (Seite 71, 103), Zentralinstitut für die kassenärztliche Versorgung, Köln (Seite 109, nur Zahlenmaterial).

Register

Aids 17, 24, 59
Alkohol 47, 49
Amylase 57
Anämie 17
Angina pectoris 40
Angiographie 101
antinukleäre Antikörper 66
Arteriosklerose 39
Arthroskopie 94
ASL-Titer 66

Bauchspeicheldrüse 56
Belastungs-EKG 84
Bilirubin 45
Biopsie 99
Blut 12
Blutarmut 17
Blutbild 15
Blutdruck 79
Blutdruckmeßgeräte 102
Bluteiweiß 20
Blutfettwerte 50
Blutgerinnung 22
Blutgruppen 26
Blutkörperchen 12f., 16
Blutkörperchensenkung 32
Blutplasma 13
Blutplättchen 22
Blutsenkung (BKS/BSG) 24
Blutserum 14
Blutungszeit 23
Blutzucker 57
Blutzuckermeßgeräte 104

carzinoembryonales Antigen (CEA) 33
CEA 33
Check-up 108
Cholesterin 50
Cholesterinmeßgeräte 105
CK (Creatin-Kinase) 42
Computertomographie 31, 86

Darmspiegelung 92
Diabetes 57, 59, 68
Diastole 37, 79
Differentialblutbild 20

Einstellungsuntersuchung 110
Eiweiß 69
EKG 83
Elektrolyte 72
Elektrophorese 21
Endoskopie 90
Erythrozyten 12, 16

Fibrin 22

Gamma-GT 44, 48
Gastroskopie 91
Gelbsucht 45
Gelenkspiegelung 94
Gerinnungsfaktoren 23
Gicht 55
GOT 44, 48
GPT 44, 48
Granulozyten 18, 20

Haemoccult® 70
Hämatokrit 15
Hämoglobin 16
Hämophilie 24
Harnsäure 55
Harnstoff 54
HDL-Cholesterin 52
Hepatitis 17, 21, 46
Herzinfarkt 23, 38
Herzkatheteruntersuchung 89
Hyperthyreose 64
Hypertonie 80
Hypotonie 80

Ikterus 45
Insulin 58

Kalium 73
Kalzium 74
Kardiotokographie 99
Kernspintomographie 31, 88
Koloskopie 92, 94
Koronarangiographie 89
Kreatinin 54
Krebs 28
Kreuzprobe 28

Laktatmessung 106
Langzeit-EKG 85
LDH 42
LDL-Cholesterin 52
Leber 43
Leberentzündung 46
Leberkrankheiten 45
Leberpunktion 100
Leberzirrhose 48
Leukämie 19
Leukozyten 16ff.
Leukozytose 19
Lipase 57
Lungenfunktion 103
Lymphozyten 18, 20

Magenspiegelung 91
Magnesium 74
Makrophagen 18
Mammographie 98
Marcumar® 23f.
Mineralstoffe 72
Monozyten 18, 20

Natrium 73
Nierenwerte 53
Normalwerte 12

Ödeme 21
Osteoporose 75

Papanicolaou 35
Pilzkrankheiten 62
Proktoskopie 92f.
Pulsmeßgerät 106

Quick-Test 24

Rektoskopie 92f.
Rhesusfaktor 27
Rheuma 65
Rheumafaktoren 66
Röntgen 95

Schilddrüse 63
Schwangerschaftstest 71
Sonographie 85
Spurenelemente 77
Sternalpunktion 123
Stuhluntersuchung 70
Syphilis 61
Systole 37, 79
Szintigramme 31, 100

Thermographie 98
Thromboplastin 24
Thrombotest 24
Thrombozyten 16, 22
Transfusion 17
Triglyceride 52
Tripper 61
Tuberkulintest 123
Tumormarker 31, 33

Ultraschall 31, 85
Urin 67

Vitamine 78
Vorsorgeuntersuchung 108

Zytostatika 18f.

Weitere Titel aus dem humboldt-Programm

Allgemein

Sauna	*ht 406*
Mein Biorhythmus	*ht 494*
Homöopathie – Naturmedizin für jedermann	*ht 553*
Ratgeber Wechseljahre	*ht 589*
Abwehrkräfte stärken – gesund bleiben	*ht 616*
Schöner durch Naturkosmetik. Ein 30-Tage-Programm	*ht 648*
Ärztlicher Ratgeber für die Reise	*ht 655*
Ratgeber Hormone	*ht 658*
Gesund durch Entschlacken	*ht 676*
Atmen Sie richtig? Atemtechnik & Atemgymnastik	*ht 694*
Humboldt-Gesundheitsfahrplan	*ht 695*
Akupressur. Schmerzfrei ohne Tabletten	*ht 700*
Wegweiser Gesundheitswesen	*ht 707*
Ratgeber Empfängnisverhütung	*ht 708*
Fußreflexzonenmassage	*ht 711*
Die Heilkraft der Hände. Massage bei Beschwerden	*ht 712*
Erkrankungen im Alter. Vorbeugen – lindern – heilen	*ht 719*
Laborwerte im Klartext	*ht 789*
Allergien bei Kindern vorbeugen	*ht 790*
Sonnentau und Augentrost	*ht 791*
Gesund durch die heilenden Kräfte der Natur	*ht 944*
Stay young! Fitneß für Körper, Geist und Seele	*ht 945*

Besondere Themen

Rückenschmerzen	*ht 339*
Rheuma	*ht 364*
Kopfschmerzen und Migräne	*ht 408*
Aktiv gegen Krebs!	*ht 598*
Ratgeber Heuschnupfen	*ht 605*
Aktiv gegen Bluthochdruck!	*ht 632*
Aktiv gegen Cellulite	*ht 640*
Aktiv gegen Herzinfarkt und Schlaganfall!	*ht 670*
Gesundheitsratgeber Cholesterin.	*ht 671*
Gesunde und schöne Beine. Ratgeber Krampfadern, Venen- und Arterienerkrankungen	*ht 675*
Neurodermitis – Wege zur Linderung	*ht 693*
In eigener Sache – mit Arthritis leben	*ht 710*
Allergien ganzheitlich behandeln	*ht 717*
Aktiv gegen Osteoporose	*ht 724*
Im Blickpunkt: Kontaktlinsen	*ht 737*

Asthma und chronische Bronchitis. *ht 738*
Diagnose: Alzheimer. Ein Ratgeber für
Patienten und Angehörige *ht 739*
Schuppenflechte. Ein Patientenratgeber *ht 740*
Natürlich schöne Haut *ht 764*

Entspannung

Autogenes Training. Der Weg zur inneren Ruhe *ht 336*
Entspannungs-Training *ht 430*
Entspannungstraining: Trainingskurs mit Cassette *ht 809*
Selbsthilfe durch Autogenes Training *ht 466*
Autogenes Training und Meditation *ht 510*
Entspannungsgymnastik für Hals und Schultern *ht 761*
Gesund mit Yoga *ht 765*
Das große Buch der Entspannungstechniken *ht 923*
Yoga easy *ht 955*
T'ai Chi easy *ht 956*
Qi Gong easy *ht 957*

Ernährung

Diät für Diabetiker *ht 257*
Heilfasten = gesund + schlank *ht 407*
Diabetiker-Backbuch *ht 570*
Schluß mit dem Diät-Streß! *ht 674*
Schach dem Schmerz!
Mit richtiger Ernährung gegen chronische Schmerzen *ht 709*
Was ist heute noch gesund? *ht 725*
Ernährung sportiv *ht 950*

Gymnastik

Schwangerschafts-Gymnastik *ht 468*
Fit und gesund mit Wassergymnastik *ht 633*
Gymnastik bei Bandscheibenschäden *ht 647*
Fit durch isometrische Übungen *ht 684*

Yoga

Das ist Yoga! *ht 082*
Yoga für Frauen *ht 588*
Das große Yoga-Buch *ht 943*